邹志为
老中医临证治验

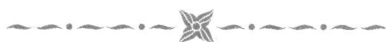

主　审　邹志为

主　编　曾　志　刘凌鹰

编　委　韦立莲　李志坚　吴自强

　　　　朱木娣　廖素才　郭南京

中国中医药出版社

·北　京·

图书在版编目（CIP）数据

邹志为老中医临证治验/曾志，刘凌鹰主编.—北京：中国中医药出版社，2016.7

ISBN 978-7-5132-2978-4

Ⅰ.①邹… Ⅱ.①曾… ②刘… Ⅲ.①中医学—临床医学—经验—中国—现代 Ⅳ.① R249.7

中国版本图书馆 CIP 数据核字（2015）第 284652 号

中 国 中 医 药 出 版 社 出 版
北京市朝阳区北三环东路 28 号易亨大厦 16 层
邮政编码　100013
传真　010 64405750
三河市宏达印刷有限公司印刷
各地新华书店经销
*
开本 880×1230　1/32　印张 6.5　字数 133 千字
2016 年 7 月第 1 版　2016 年 7 月第 1 次印刷
书号　ISBN 978-7-5132-2978-4
*
定价　39.00 元
网址　www.cptcm.com
如有印装质量问题请与本社出版部调换
版权专有　侵权必究
社长热线　010 64405720
购书热线　010 64065415　010 64065413
微信服务号　zgzyycbs
书店网址　csln.net/qksd/
官方微博　http：//e.weibo.com/cptcm
淘宝天猫网址　http：//zgzyycbs.tmall.com

邹志为简介

邹志为，广东省韶关市人，1940年生，1956年开始从事中医临床工作，师从广东省名老中医李仁溥。曾任韶关市中医院业务副院长，韶关市中医药学会秘书长，广东省中医药学会内科专业委员会理事、呼吸专业委员会常委。1997年晋升为中医内科主任医师，2001年被广东省人民政府授予"广东省名中医"称号。

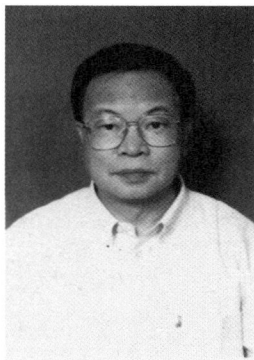

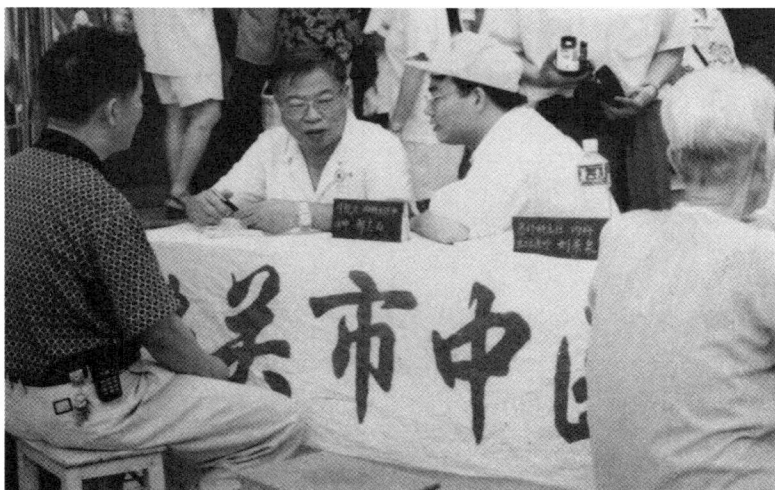

邹志为教授在义诊

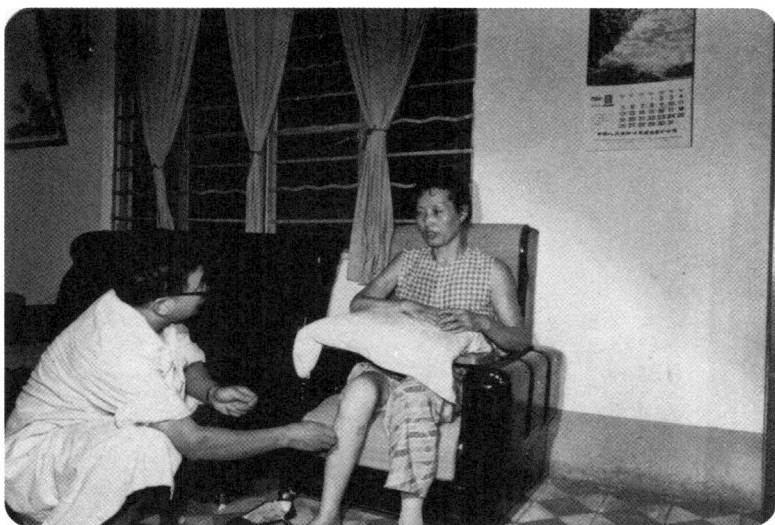

邹志为教授在为患者诊治

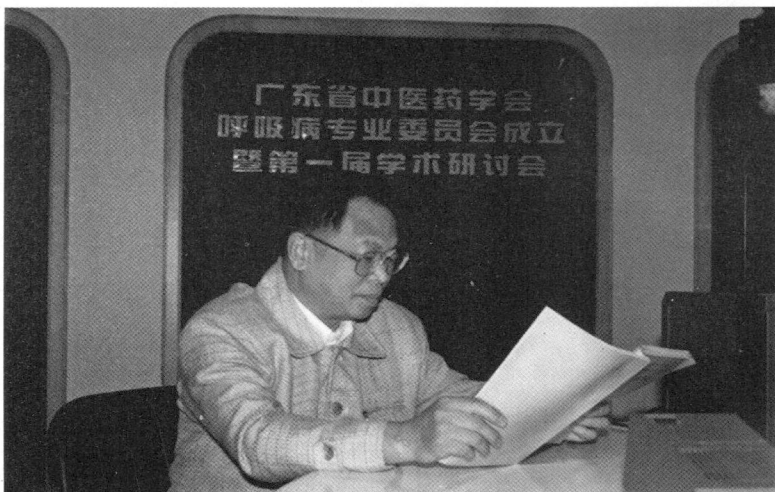

邹志为教授在"广东省中医药学会呼吸病专业委员会"
成立仪式上讲话

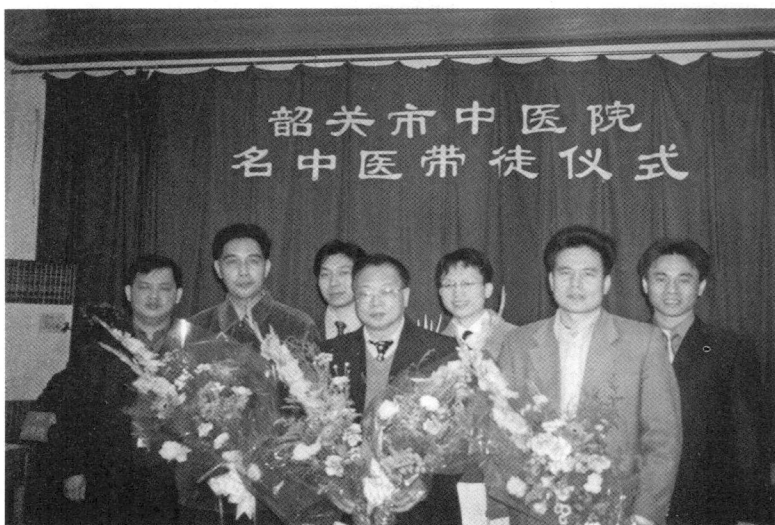

邹志为教授（前排中）在韶关市中医院名中医带徒仪式上

以爱之名，奉献一生（代序）

邹老，这位在韶关中医界享有盛誉的老人，每天清早 6 点准时起床，8 点准时出现在韶关市中医院的门诊，上午就在坐诊看病中度过。午休过后，他有时就待在家中看书或看看电视剧，有时去逛逛药材市场或者书城……这是他每天的大致生活。他已经 75 岁了，但耳聪目明，思维敏捷，多年前背过的汤头歌诀脱口而出，对 500 多种中草药如数家珍。

邹老 16 岁时跟随当时的广东省名老中医李仁溥先生学习中医理论，22 岁独立行医并在当时的韶关市中医学校教授中医学课程，早在 2001 年就成为韶关屈指可数的"广东省名老中医"之一。可是，邹老从不认为自己老了，他依然如同年轻时候一样，每天为病人忙乎着，病人的快乐就是他的快乐。如今，他平均每天上午要为 30 多位病人把脉看病，谁都会惊讶这位古稀老人为什么如此精神矍铄，钦佩他的高尚医德和精湛医术。

　　1940 年，邹老出生在韶关市解放路的一间小房子里。他的父亲当时已经是一位名中医，在他很小的时候父亲就已经在旁边教他读《笔花医镜》和《汤头歌诀》了。严"师"出高徒。在医生父亲的教育下，年幼的他便能背诵《医学三字经》的大部分内容。由于耳濡目染父亲的医风，加上天资聪慧和勤奋，他已经能认出上百种中草药，并且掌握了部分药物的药性和临床作用。有一次，父亲故意指着肉桂对一个朋友说"这是上好的桂枝"，以此考验邹老，在一旁的他马上发现了，并且向父亲指出这是肉桂不是桂枝，得到父亲和朋友的赞许。

　　邹老一家共有六兄妹，在那个战火纷飞的年代，家庭全部靠父亲一个人支撑着，然而贫困并没有成为父亲拒绝帮助他人的理由。遇到生活贫困的患者，他总是施药后还要给路费，还将家中的物品送给极其困难的人。这对邹老的一生都产生了重要的影响，无论是在平凡的岗位上，还是以后成为院长，邹老都经常为患者义诊，在他看来，医者首先要有一颗恻隐之心，必须要解决病人的痛苦，不能以贫富来区别对待病人。

　　然而，就在邹老 16 岁那年，一场厄运降临到了他的头上。父亲因脑出血而永远离开了人世，此时的邹老刚刚初中毕业。由于父亲的门诊是家里的唯一收入来源，邹老不得不放弃高中学业，在名医李仁溥的中医联合诊所里做了一名学徒，从此开始了他漫长的医学生涯。在诊所里，他学习了《医学三字经》《医学实在易》《濒湖脉学》《汤头歌诀》《中药学》等医学古籍。转眼50多年过去了，不管遇到什么挫折，邹老从未间断过治病救人，他在"文革"最艰难的年代仍然刻苦钻研医术，以精湛的医技造福大众，并积累了丰富的临床经验。

1956年参加工作后，一直到他退休前，邹老为中医药事业的传承与发扬默默地做着贡献。邹老主持举办了十多期"西医学习中医培训班""中草药学习班""赤脚医生培训班""红医班"等各种不同的培训班，以及连续两期的中医培训班、两期广州中医学院函授大专班，都是由邹老亲自授课。他的学生中有各地选派的赤脚医生，也有各个医院"西学中"的医生。他带徒授艺从不计报酬，对学生一视同仁，把自己所学的医学知识全部无私地传授给他们，他的学生有些已成为各地的名医。多年以后，那些当年学习中医的年轻人再聚在一起时，每每谈及邹老，都很感激当年邹老对他们的指导。邹老不仅是个妙手回春的大医，还古道热肠，他积极参与公益事业，每当他人遇有难事，他总是慷慨解囊，每次捐款，从未迟疑。

"贫莫贫在无才，贱莫贱在无志"，邹老常常对年轻医生这样说。邹老对中医有着坚定的信念，对医学的坚持从来没有停止过。"文革"期间，一些地方不允许老中医看病，一些好友劝邹老暂时不要看病了，但是他坚定地说："群众需要我，我要去帮助他们解决疾病带来的痛苦。"于是，他坚持默默地为每一个需要他的病人看病。一些偏远地方交通不便，来一趟医院不容易，邹老便常常抽空带着药箱亲自到病人家里诊治。若是遇上危重病人，他便亲自照看，及时处理，直到病人病情缓解才肯离去。这让很多病人家属十分感动。

作为一名医生，他可以称得上是一名"大医"。作为一名医院管理者，他也做得非常出色。韶关市中医院在建立之初连最基本的医疗检查设备都没有。作为一家综合医院，仅仅靠传统中医是不够的，还需要现代化检测手段。为此邹老费尽了心思。他在做副院长期间，积极引进人才，使得韶关市中医院由原来的传统中医诊所逐渐发展成为临床科室齐全、各项检测手段齐备的现代化大型中医院。邹老还注重发挥自己的中医特长，根据自己的临床经验和韶关的地理特点，为医院创制中成药10余种，炮制药材80余种。如他创制的"痰咳舒""荆防感冒茶"已成为著名品牌，为人们所称赞。

邹老其人，医术精、人品好、医德高、医风正，几十年如一日。他心系百姓，从不区分患者的地位高低、身份贵贱，把中医药的简、便、廉、验等优势发挥得淋漓尽致，在解决群众"看病贵、看病难"等问题上树起了一面旗帜。他对经济困难的病人或"五保"老人免收所有医药费，从未将数额放在心上。谁有困难，他只知道"帮助"二字，资助经济困难的病人的事例数不胜数。邹老不图名利，进行义诊服务，多次婉言谢绝了许多治愈患者送来的红匾、锦旗。他把病人的快乐、帮助他人当成了自己最大的快乐。邹老性格温和，生活中难免遇到性情暴躁的人，但他从不与人计较，反而对那些急躁的人大讲养生之道，劝他人平和性情，有益健康。即使到了古稀之年，邹老的身体依然十分健康，就连感冒也很少有，这与他豁达的生活态度不无关系。

在历经沧桑的邹老心中，过去的那些磨难、荣辱都如过眼烟云，亲切的笑容挂在脸上，就是对过去一切的回应。那些苦难成为他一生最宝贵的财富，使他的人生更加充实了。什么苦的乐的悲哀的幸福的痛苦的都经历过，他的笑容流淌在布满皱纹的脸上，似乎告诉人们：幸福是幸福，痛苦也是幸福，没有苦就不会知道有多甜。

仁爱人生，这是对邹老人生的概括。他所经历过的跌宕和变幻、战火和不安、痛苦和快乐，如今在邹老平和、淡定的神情中丝毫看不出来，反而透射出一位苍生大医的亲和力和古稀老人崇高的人格魅力。

何秀容

2016 年 3 月

前　言

传承中医学，掌握中医学的精髓

邹志为老师是韶关市中医院第一位广东省名中医，从医 50 余年，为人随和，学识渊博，我有幸于 2012 年拜邹老为师，成为邹志为学术继承人。3 年多的侍诊生活，我从邹老的身上学到了很多做人的道理、从医心得、诊疗经验，将受益终身。我们于 2014 年在韶关市中医院和平路分院成立了邹志为名中医工作室，同年举办了邹志为学术经验推广班的省级继续教育项目。邹老在会上给我们做了"寄语中医"的报告，现摘要如下，望能共勉。

"中医药在我国社会的长期发展中，保证了中华民族的繁衍和昌盛，同时也受到了长期临床实践的严格检验，并在这个严格检验的过程中得到了巩固和发展。它有着比较完整的理论体系，有着丰富多彩的医疗方法和经验，疗效可靠，确是一个'伟大的宝库'。中医学有着明显的东方医学的特色，是我们祖先遗留下来的一份宝贵文化遗产，是我们中华民族的瑰宝。

"中医学理论体系是以我国古代朴素辩证法为哲学基础的。医学领域是一个统一的整体，是不断发展变化的，切忌'刻舟求剑''按图索骥''守株待兔''砍倒树捉八哥'的机械思维方法。中医主张'病万变药亦万变'，形成了辨证施治的特色，通过几千年的理论和实践相结合，创造和积累了大量的有关医疗的直接经验，并通过无数医学家的总结，写出了非常丰富的中医药学典籍，这都体现了中医药的科学价值和强大的生命力。我们要通过刻苦钻研和学习，掌握这些知识，并将其变为自己的直接经验。

"必须认真阅读中医药学的各家典籍，融会贯通，逐渐在临床实践中应用。如《黄帝内经》是我国传统中医药学的理论基础，是我国古代医学家经过长期实践的经验总结，指导着中医学的发展方向。《伤寒论》和《金匮要略》奠定了中医学辨证施治的思想体系，比较系统地论述了'八纲'辨证，成为中医临床治疗学的框架结构。'虽不能尽愈诸病，庶可见病知源，寻余所集，思过半矣。'教我们在治疗疾病过程中要'随证施治'，'病变药亦变'；要善于分析症状，辨别病机，然后确定主要的治疗方法、次要的辅助或反佐药物；要熟悉和掌握中药的性能、主治功效及配伍规律，熟悉中药方剂的组成、变化、加减应用。

"通过学习中医学的各种典籍，并与临床实践紧密结合，努力把古人的经验、他人的经验变成自己的东西，做到学验俱丰。扎扎实实依靠自己的辛勤劳动，掌握知识，使自己成为一名真正的中医，并在继承和发展中医药学的道路上不断前进，为中医药学这个'伟大的宝库'再添几块砖，再加几块瓦，进一步促进中医学术的发展。切忌妄自菲薄，自暴自弃，无所作为。

"在继承和发扬中医学过程中，要努力挖掘这一'宝库'中的丰富宝藏，充分发挥中医药的传统优势。此外，还应积极吸取现代科学技术的成果，借助一切现代检查手段来延伸我们的感觉器官的作用，扩展中医学的'四诊'，深入认识人体的病理变化，并在实践中逐渐积累资料，积极进行创造性劳动，进行认真的分析，找出新规律，从而发展中医的辨证论治理论。

"我们要学习现代医学知识，又要防止西医化倾向，切实应用中医药和传统方法治疗疾病，努力提高中医药的疗效。要重视研究辨证论治的规律，不要丢了自己的优势和特色，不要丢掉中医的灵魂，更不能废医存药。作为一个专业中医，既要掌握辨证论治的中医系统理论，又要努力研究发掘专病专方专药。

"要树立中医药主要治疗地位的思想，不要使中医药疗法属于从属地位。要努力提高中医药的学术水平，不断总结，撰写中医论文。另外，在临床上努力实践，提高疗效，取得群众的信任。中医药疗法的有效性反映了其科学性和生命力。中医的各门学科均有它的特色和特点，我们应努力运用中医药理论和方法治疗现代医学尚未解决的疑难病症，为人类的健康服务。"

本书为邹老学术思想及临床经验整理，涉及内、儿、男、妇等学科，以及方药应用、心理疏导等内容，其中大部分内容为邹老治验，并已发表过相关文章。由于跟师三年时间太短，我们不能把邹老的学术思想一一呈现，今后我们将加倍努力，把邹志为名中医的经验传承好，将邹老的经验运用于临床，以造福更多患者。

曾　志

2016 年 3 月

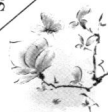

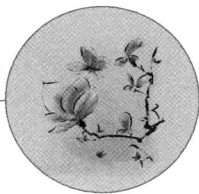

内科病证论治

辨证分型治疗支气管哮喘

支气管哮喘属于中医哮证范畴，是我国的常见病、多发病之一，如果调治不当，往往反复发作，很难根治，甚至伴随终身，严重影响身体健康。邹老根据中医辨证论治的原则，分别使用疏风散寒定喘法、散寒化饮温肺定喘法、清热化痰宣肺止喘法、散寒化饮兼清里热定喘法、补气益阴纳肾定喘法、温补肾阳化痰定喘法，取得良好的疗效。

一、分型

（一）风寒犯肺型

本型病属初起，偶感风寒而发，由于肺气郁闭，肺失清肃，上逆为咳喘。症见咳多喘少，呀呷有声，鼻翼扇动不甚，尚可平卧，咳痰色白，鼻塞喷嚏，舌质淡红，苔薄白，脉浮。肺部听诊可闻干啰音。治宜疏风宣肺，散寒定喘。方选杏苏散或止嗽散加味（麻黄10g，杏仁10g，苏叶10g，甘草10g，姜半夏10g，陈皮5g，茯苓12g，紫菀10g，款冬花10g，前胡10g，生姜10g，川贝母10g，僵蚕10g）。喉痒鼻塞喷嚏甚者可加防风10g，荆芥10g；有热可加连翘10g或黄芩10g以清热。

◉ **病案举例**

邓某，男，3 岁，1990 年 12 月 24 日初诊。

患者咳嗽气喘 8 个月。患者于 1990 年 4 月因咳嗽气喘在某院住院治疗 15 天，缓解出院后，平均每个月喘咳复发 1 ～ 2 次，咳嗽频频，鼻塞气促，痰白而黏，舌质淡红，苔薄白，扁桃体 Ⅰ 度肿大，指纹浮紫。心脏听诊未闻病理性杂音，双肺听诊可闻干啰音。

诊断为支气管哮喘，属风寒犯肺，肺失宣降。治以杏苏散加麻黄（麻黄、苏叶、杏仁、前胡、法半夏、陈皮、茯苓、甘草、紫菀、生姜）。

两剂而咳喘缓解，肺部听诊干啰音消失，再予调治善后，以益气健脾固肾法巩固疗效。随访 2 年未见复发。

（二）寒饮射肺型

本型为久患哮喘，经常反复发作，每遇天气寒冷时感受寒邪或内伤生冷寒凉之品，引起寒饮射肺而诱发。症见喘多而咳少，不能平卧，呈持续发作状态，喉中有声或痰鸣如水鸡声，面色苍白或青黄晦暗，恶心呕吐，痰涎稀薄、色白而起泡，舌质淡白而润，脉象浮紧。双肺听诊布满哮鸣音。辨证属外感寒邪，内有水饮。治以散寒化饮法。方选小青龙汤或射干麻黄汤加味（麻黄 10g，桂枝 10g，白芍 10g，甘草 10g，干姜 10g，细辛 5g，五味子 10g，姜半夏 10g，杏仁 15g，苏子 10g）。鼻塞加苏叶 10g；咳嗽甚者可加款冬花 10g，紫菀 10g；寒甚者可加附子 10g；夹热者可加生石膏 30g，以寒热并清。

◉ **病案举例**

病例 1　张某，女，8 岁，1978 年 10 月 10 日初诊。

患儿于 2 岁时开始咳嗽，经久未愈，后又再患肺炎，自此咳嗽气喘促逐渐加重而转成哮证。每遇天气变化，受寒则咳喘发作，严重时不能平卧，持续发作，痰多稀白起泡，面色青黄而形体消瘦，舌质淡白而无苔，脉细虚。

此属寒哮，饮邪犯肺。治以散寒化饮。方用小青龙汤加味（麻黄、桂枝、白芍、甘草、法半夏、细辛、五味子、干姜、苏叶、北杏仁）。

服 3 剂后，哮喘缓解，肺部听诊已无哮鸣音。善后以陈夏六君汤加补肾纳气之品，并服胎盘糖衣片，以巩固治疗。随访 3 年未发作。

病例 2　徐某，男，8 岁，1974 年 11 月 15 日初诊。

患者哮喘 5 年，近 2 天因受寒后发作。病者于 3 岁时开始咳嗽，经久未愈，逐渐加重，经常使用抗生素消炎而未能奏效，转成哮证。每遇天气转冷时感寒即发，喘作时不能平卧，持续发作，痰多稀白起泡，面色青黄而体消瘦，舌质淡白，无苔，脉象浮紧。

此属外寒引动内饮，寒水射肺，上逆为哮证。治以散寒化饮，温肺定喘。方用小青龙汤加苏叶、杏仁。水煎分两次服，复渣再服 1 次。

服药后喘止，已能平卧入睡，再予上方 3 剂以巩固疗效。善后以陈夏六君汤加补肾纳气之品，口服胎盘糖衣片以防复发。随访 3 年已愈。

（三）痰热郁肺型

本型为喘证初起，或反复发作但形体壮实，咳嗽气喘而痰黏难出，或有黄痰，咽喉充血或扁桃体肿大，或有发热，舌质红赤，唇红，脉象浮数。双肺可闻干啰音，或夹有少量湿啰音。治以清热化痰，宣肺定喘。方选定喘汤加味（麻黄 10g，银杏 15 粒，款冬花 10g，姜半夏 10g，桑白皮 10g，苏子 10g，杏仁 15g，黄芩 10g，甘草 10g），可加川贝母 10g，僵蚕 10g，或麻杏石甘汤合苇茎汤加减。

◉ 病案举例

王某，男，12 岁，1991 年 7 月 20 日初诊。

患儿哮喘已 5 年余，近 2 个月来反复发作。患儿在 5 年前患急性扁桃体炎后，经常发热咳嗽，逐渐发生气促而喘。就诊时，症见鼻塞，咳嗽，痰多而稠黄，气喘促，喉中痰鸣有声响，发热，体温 38℃，咽充血，两侧扁桃体 I 度肿大，双肺听诊可闻及哮鸣音，舌尖红，苔薄白，脉象浮数。患儿形体胖实，食欲尚佳。

辨证为痰热郁肺，再外感风热之邪，诱发为热哮。治以清热化痰，宣肺定喘法。方用定喘汤（麻黄、白果、款冬花、桑白皮、法半夏、苏子、黄芩、北杏仁、甘草）加射干、川贝母、僵蚕。

服上方 3 剂后哮喘缓解，双肺听诊未闻干啰音，再予以调理善后，并做扁桃体切除术。随访 2 年未见复发。

（四）寒热夹杂型

本型为素有哮证，复感寒邪而引发哮喘。症见胸闷气促，咳痰稀白，舌质淡白，苔薄白，或兼见舌红，或有口苦，或痰黏难出，脉象浮数而紧。肺部听诊布满哮鸣音或有少量湿性啰音。治以散寒定喘，佐以清热。方选小青龙加石膏汤（麻黄10g，桂枝10g，白芍10g，甘草10g，姜半夏10g，细辛5g，干姜10g，五味子10g，生石膏30g）或厚朴麻黄汤（厚朴10g，麻黄10g，生石膏30g，杏仁15g，姜半夏10g，干姜10g，细辛5g，五味子10g，甘草10g）。

◉ **病案举例**

周某，女，8岁，1980年9月13日初诊。

家人代诉：患儿咳嗽气促，痰黏色白，已有年余，每遇寒则发，呀呷有声，舌质淡红，苔净，脉浮紧，面色青黄。心脏听诊未闻病理性杂音，双肺听诊布满哮鸣音。

初投以散寒定喘之小青龙汤，服1剂后咳嗽气喘反不见减轻而舌质转红赤。于是诊断为外受寒邪，引动内饮，饮邪化热，寒热夹杂。给予小青龙加石膏汤，寒热并进。

1剂而喘止，再予善后调治1月。炖服新鲜胎盘。随访至今未见复发。

（五）气阴亏虚型

本型为久患咳喘，气怯乏力，面色晦暗青黄，形体消瘦，咳痰稀白，舌质淡红而胖嫩，脉象细弱或细虚，或伴心悸，或五心烦热，或有遗尿等。肺部听诊可闻及干啰音。此型病人服麻黄剂未能平喘而反见心悸。治以补益气阴，纳肾定喘。方选参赭降气汤（党参12g，白芍12g，芡实12g，怀山药15g，山萸肉18g，代赭石30g，龙骨18g，牡蛎18g，苏子10g）或生脉饮合陈夏六君汤加味（党参 15g，麦冬 10g，五味子 10g，白术 12g，茯苓 12g，炙甘草 6g，陈皮 5g，姜半夏 10g，苏子 10g，款冬花 10g）。

⊙ **病案举例**

朱某，女，12 岁，1979 年 11 月 15 日初诊。

家人代诉：患者哮喘 8 年，咳嗽不多而气逆喘促，近年来呈慢性喘息，痰少，分寒暑，每到晚间必喘作，呀呷有声，形体瘦弱，舌质红嫩，脉象细弱。并询知常遗尿。

辨证为气阴亏虚，肾元不足，不能纳气。治以补气养阴，纳气潜降。方药用参赭降气汤加减（党参、代赭石、苏子、炙甘草、生龙骨、生牡蛎、沉香、山萸肉、白芍、法半夏、五味子）。

服 2 剂后喘咳已有减轻，双肺听诊哮鸣音亦减少。服至 12 剂，喘咳完全缓解，肺部听诊干啰音消失，遗尿亦无。再以调补肺肾之品兼炖服蛤蚧或胎盘以治本，防止复发，调治月余。随访至今未见复发。

（六）肾阳亏虚型

本型为久患哮喘，症见形体瘦弱，面色苍白，咳喘乏力，声低气怯，痰白而稀，舌色淡白而胖嫩，形寒肢冷，脉象沉弱或细迟。双肺听诊可闻干啰音。此型属肾阳亏虚，摄纳无权，复感寒邪，诱发哮喘。治以温阳补肾，佐以化痰定喘。方选阳和汤或麻黄附子细辛汤合陈夏六君汤。

⊙ **病案举例**

病例 1 汤某，女，62 岁，1975 年 11 月 25 日初诊。

患者素有哮喘 20 余年，反复发作，时重时轻。形体消瘦，面色苍黄，声低气怯，舌质淡白，脉象沉微。近来左膝关节疼痛，行走不便，经 X 线检查证实膝关节骨质缺损，诊为骨结核。就诊时喘息乏力，心脏听诊未闻病理性杂音。双肺听诊布满哮鸣音。

辨证为肾阳亏虚，摄纳无权，肺蕴痰湿，肃降失司，上逆为喘，而膝关节痛亦为肾阳虚衰不能温煦，寒邪痹阻而致。治以补肾温阳为主，佐以宣肺化痰。方药用阳和汤加味（鹿角胶、肉桂心、炮姜、炙甘草、白芥子、熟地、麻黄、法半夏、附子、白芍）。

据此方调治 2 个月，哮喘很快缓解，左膝关节疼痛消失，功能良好，步履如常。

病例 2　黄某，女，48 岁，1976 年 8 月 20 日初诊。

患者久患哮喘 10 年，每服麻黄剂而气喘更甚，心悸加剧，故病者告诫医者勿用麻黄。形体消瘦，声音低怯，喘息无力，咳痰起泡沫，舌质淡红胖嫩，无苔，脉象细数。心脏听诊未闻病理性杂音，双肺可闻散在性低调的干啰音。

辨证属气阴亏虚，肺肾摄纳无权。治宜补气益阴，化痰降气。方用生脉散合陈夏六君汤加黄芪、苏子、款冬花。

服 3 剂后哮喘缓解，再服 3 剂以巩固疗效。后服胎盘糖衣片以固本培元。随访 3 年未复发。

二、体会

哮喘一症，早在《素问》就有类似记载，"喘咳上气"。汉代张仲景著的《金匮要略》就有"咳而上气，喉中水鸣声"。

《圣济总录》有"呷嗽"之名。直至金元时代，朱丹溪在《丹溪心法》中首创哮喘病名，阐明病机"专注于痰"。明代张景岳著的《景岳全书》指出"哮喘有夙根"，并指出"哮喘未发作时以扶正气为主，既发时以攻邪为主。扶正气者须辨阴阳，阴虚者补其阴，阳虚者补其阳。攻邪气者须分微甚，或散其风，或温其寒，或清其痰火。然发久者，气无不虚，故于消散中宜加温补，或于温补中宜加消散。此等证候当惓惓以元气为念，必使元气渐充，庶可望其渐愈"。这段话确为哮喘治疗的金篦。所以必须辨证准确，分清楚表里寒热虚实。哮喘发作时，病机在肺为实。哮喘未发时，病机在脾肾为虚。倘若实喘误补，虚喘误攻，寒哮误清，热哮误温，则难于取效。

大抵哮喘病，急则治其标，缓则治其本。治标是重要环节，只有能治标，控制哮喘发作，才谈得上治本，防止复发。治本是关键，只有坚持治本，培补元气，增强体质，才能抵御外邪的侵袭和抵抗过敏反应，有效地防止复发。发作时治标，治在肺，以攻邪为主。缓解时治本，治在肾，以扶正为主。但邹老认为，控制哮喘发作亦须分辨表里寒热虚实，分别以疏风散寒、温化寒饮、清热化痰、寒热并用、补气益阴、温补肾阳等法，不可拘泥于哮症发作时以攻邪为主。久患哮症者元气必虚，可予宣散中酌加温补，或于温补中略加消散。缓解期治本，亦须循序渐进，或先以补气健脾化痰略加纳气之品，再以胎盘或蛤蚧补肾纳气。虚寒甚者须用附桂八味丸以调补阴阳，固本纳肾。务使元气渐充，庶可痊愈根治。倘若实喘误补，虚喘误攻，寒哮误清，热哮误温，必难奏效。

现代医学认为，哮喘病是过敏性疾病。诱发哮喘的病因有对寒冷天气不适应，食蛋白质丰富的食物如海产的鱼虾蟹、蛋类、牛奶及笋、鹅、香蕈等发物，对粉尘、花粉、羽绒、油漆等化学品过敏等。在临床实践中证明，麻黄、苏叶、生姜、银杏能定喘，具有抗过敏的作用。哮喘又多痰涎分泌，须化痰止咳解痉，故多用川贝母、僵蚕。在分清表里寒热虚实的前提下，随证加入以上药物，多能奏效。

疏肝利胆汤治疗慢性胆囊炎

胆囊炎是临床常见的疾病之一，有急性和慢性两种，但往往因治疗不彻底，易于反复发作，变成慢性。主要症状为右胁（胆囊区）疼痛，呈阵发性或持续性隐痛或绞痛，或放射至右肩背部疼痛。亦可有轻重不一的腹胀，右上腹不适，恶心、嗳气等消化不良症状。

本病属于中医的"胁痛""胆胀"范围，《灵枢·五邪》说："邪在肝，则两胁中痛。"《灵枢·胀论》说："胆胀者，胁下胀痛，口中苦，善太息。"《景岳全书》指出："胁痛之病，本属肝胆两经，以两经皆循胁肋之故也。"中医认为，胆附于肝，肝胆在生理和病理上往往互相影响，肝气郁结则胆气失于疏泄，胆汁分泌不畅，通降失利，不通则痛。

本病大多是由于饮食不节，嗜食肥腻煎炸炙煿之类的食物而致脾胃内蕴湿热，气机壅滞，胆气失于疏泄；或由于精神抑郁，恼怒，过分劳累，失眠，肝胆气机失于条达疏泄而致。其病机为肝胆两经气机郁结，气滞作痛。常可热化，称为"肝郁化火"；亦可兼腑实，称为"少阳阳明合病"。病久则虚，而向虚证、寒证转化。因此，慢性胆囊炎一症亦有寒、热、虚、实的辨治。清代叶天士《临证指南医案》一书指出："胁痛一症，多属少阳、厥阴，伤寒胁痛皆在少阳胆经，以胁属少阳之部。

杂症胁痛，皆属厥阴肝经，以肝脉布于胁肋……然其症有虚、有实、有寒、有热，不可概论。"在临床所见的慢性胆囊炎属实热者居多，属虚寒者少见，然亦有寒热夹杂者。

中医治疗本病，以疏肝利胆、行气止痛的方法为主，针对其不同的兼症分别佐以燥湿、养血、健脾、益气、清热，或佐以化瘀或通泄阳明等法。在临床中运用自拟的疏肝利胆汤加减治疗慢性胆囊炎 82 例，疗效良好。

一、临床资料

本组病例共 82 例，其中男性 30 例，女性 52 例，年龄最大者 50 岁，年龄最小者为 22 岁。发病年龄大多在 30 ～ 50 岁，占总数的 78%。病程最长达 12 年，最短为 10 天。病例均经超声波探查胆囊，可见胆囊增大或胆壁增厚，胆波粗糙或见微小波，证实为慢性胆囊炎。

二、辨证

胆囊区疼痛并有压痛，中医认为属肝郁气滞，胆失疏泄。口干苦属胆火上炎，内有郁热。兼有呕吐者，为胃气上逆，胃失和降。兼有胃脘胀痛，嗳气者，属肝气犯胃，气滞作痛。兼有头晕，面色苍白，脉细弱，妇女可见月经不调、经量少而色淡，属肝血虚。兼有面赤，烦躁而怒，或心中烦热，舌质红，脉弦有力或弦数，属肝胆郁热化火。兼胸闷，苔厚腻，纳差，疲乏，大便溏烂，腹胀，脉濡缓，属脾胃困湿。兼面色苍白，精神萎靡不振，口流清涎，泛泛欲呕，胃纳欠佳，舌质淡白，脉象沉细，属脾胃虚寒。若舌质瘀暗或有瘀斑者，属夹瘀。总之，形体瘦弱者多属虚证，形体壮实者多属实证。

三、治疗方法

本组病例，治疗以疏肝利胆汤为主方，按辨证加减，日服1剂，水煎服。

疏肝利胆汤组成：柴胡10g，白芍15g，郁金15g，绵茵陈30g，香附12g，青皮5g，延胡索10g，木香10g，甘草5g。

按辨证加减：夹热者，加黄芩、黄连或黄柏。兼呕吐者，加法半夏、川厚朴、竹茹。兼大便秘结者，加大黄。兼有蛔虫者，加使君子、川楝子、槟榔。兼血虚者，加当归。兼脾虚者，加茯苓、白术。兼气虚者，加党参。苔厚腻夹湿者，加苍术、川厚朴、陈皮、茯苓。夹瘀者，加丹参、川芎。兼寒者，加干姜或桂枝。

四、治疗效果

运用疏肝利胆汤为主方，治疗慢性胆囊炎82例，除1例疗效不佳，再经胆囊造影证实为胆囊粘连后转手术切除外，其余81例均服用疏肝利胆汤治疗后疼痛缓解，症状消失，临床治愈，有效率达98.7%。最多者服药30剂，最少者服药5剂，以服15剂为多。

五、小结

慢性胆囊炎病在肝胆两经，肝胆失于疏泄，不通则痛。故治疗上以"疏通"为法，疏肝利胆为治其本。疏肝利胆汤中柴胡辛苦寒，具有疏肝解郁退热之功，其有利胆和抗脂肪肝的药理作用。白芍酸苦微寒，能敛阴柔肝止痛，其药理作用为缓解平滑肌痉挛。郁金辛苦寒，能行气解郁、祛瘀止痛、利胆退黄，所含姜黄素能促进胆汁分泌和排泄。绵茵陈苦微寒，能清利湿热退黄疸，其药理作用为明显的利胆作用，能增加胆汁分泌和增加胆汁、胆酸和胆红素的排出量，并有解热作用。香附辛微苦平，能疏肝理气、止痛调经。青皮苦辛温，能疏肝破气。木香辛苦温，能行气止痛。延胡索辛苦温，能活血利气止痛，其药理作用为显著提高痛阈，从而达到镇痛作用。甘草甘平，能清热解毒、调和诸药。全方具有疏肝利胆，行气止痛之功。在此基础上辨证加减治疗慢性胆囊炎能取得满意的效果。

慢性胆囊炎的治疗及预防复发必须注意饮食宜忌，饮食上必须戒酒及辛辣刺激性食物，并戒油炸、肥腻的高脂肪食物，以及质硬难消化和生冷寒凉之品。宜吃质软易消化的瘦肉、鱼类及新鲜蔬菜等佐膳。宜吃植物油，戒动物油。总之，饮食以清淡为好。饮食对本病的治疗和预防复发的效果有着重要的影响，不可忽视。

⦿ **病案举例**

病例1 欧某，女，24岁，已婚，韶关市蔬什公司职工。1979年5月6日初诊。

患者右胁下（胆囊区）疼痛反复发作已有5月余，并自觉有低热、口苦、头痛、胃纳不佳。舌质偏红，苔微黄腻，脉弦细数。超声波胆囊探查见胆囊增大，证实为慢性胆囊炎。

病属肝胆气滞兼有郁热。这是由于肝胆气机郁滞，郁久化热，湿热内蕴，土壅木郁。治以疏肝利胆，行气止痛，佐以清热利湿。

处方：柴胡 10g，白芍 15g，甘草 5g，郁金 10g，绵茵陈 30g，香附 10g，青皮 5g，木香 10g，延胡索 10g，炒川楝子 10g，茯苓 15g，黄芩 10g。

服上方 5 剂后疼痛明显减轻，连续服 12 剂后痊愈。随访 2 年未见复发。

病例 2 何某，女性，28 岁，1979 年 9 月 8 日初诊。

患者产后 3 月余，右上腹连及胃脘疼痛已 10 天，初服止胃痛的药物无效。经超声波胆囊探查，为胆波毛糙，证实为慢性胆囊炎。诊其舌质淡红，苔薄白，脉弦。

按肝胆气机郁滞论治，投以疏肝利胆汤治疗。

处方：柴胡 10g，白芍 15g，郁金 15g，绵茵陈 30g，香附 12g，青皮 5g，延胡索 12g，木香 10g，甘草 5g，炒川楝子 10g。

服药 3 剂痛止，再服 2 剂以巩固疗效，并嘱戒油炸肥腻之食物。随访至今未见复发。

半身不遂 44 例临床体会

半身不遂属于现代医学的脑血管意外后遗症，此症或称为偏瘫，即左侧或右侧上下肢瘫痪，不能随意运动。轻者只觉半身麻木，肌力减弱，中医称为"不仁不用"。重者则半身不遂，活动障碍。久则患肢肌肉萎缩枯瘦，中医称为"偏枯"，均属中风后遗症。半身不遂的病机多为瘀血及痰湿阻滞经络，气血郁闭。然半身不遂初期，形体壮实，肝阳亢盛或痰热留滞或瘀血内阻经络，多属实证。久病者逐渐形体消瘦，气血两亏或脾肾不足，多属虚证，因瘀血内阻，故又多见虚中夹实的气虚血瘀证。现将收治的 44 例半身不遂患者总结如下。

一、临床资料

本组病例共 44 例，其中男 30 例，女 14 例，病程最短 8 天，最长 9 年，年龄最小为 42 岁，最大为 83 岁。其中有高血压病史 29 例，属脑血栓形成后遗症 36 例，属脑出血后遗症 8 例。左侧偏瘫 28 例，右侧偏瘫 15 例。肌力减退，肌张力降低，属弛缓性瘫痪 8 例；肌力减弱，肌张力增高，属强直性偏瘫 11 例；肌力减弱，肌张力正常 26 例；言语障碍 12 例。

二、治疗结果

痊愈 4 例，显效 5 例，好转 32 例，无效 3 例。总有效率为 93.1%。

三、辨证要点

形体壮实，患肢紫瘀肿胀，属血瘀实证。苔腻，痰多，烦躁，面赤，失眠，口干苦者，属痰热扰心。眩晕，脉弦有力者，属肝阳偏亢。形体消瘦，面色晦暗，舌淡红，苔净，脉细弱者，属气血两虚。舌红绛，无苔，属阴液亏损。脉弦者，属阴虚肝旺。肢体震颤者，属肝肾亏虚。肌肉萎缩，瘦削者，属脾肾亏虚。弛缓性瘫痪者，属气虚为主。强直性瘫痪，属血瘀阻络。言语障碍者，属痰瘀闭阻心窍。大便秘结者，属气虚津枯。大便溏泄或失禁者，属脾肾不固。小便失禁者，属下元亏虚。

四、治疗方法

1. 血瘀实证

治以活血化瘀通络法，用桃红四物汤加味。药用桃仁、红花、川芎、归尾、赤芍、生地、白花蛇、地龙、土鳖虫、穿山甲、鸡血藤、丹参、桑寄生等。

2. 痰热内阻、瘀血郁闭、肝阳偏亢

治以平肝清热、化痰通络法。药用丹皮、黄芩、钩藤、石决明、川贝、胆星、法半夏、茯苓、地龙、桑枝、红花、赤芍等。

3. 气血亏虚证

治以益气养血健脾补肾法。药用黄芪、党参、白术、茯苓、

怀山药、当归、川芎、白芍、熟地、枸杞子、淫羊藿、川续断、桑寄生、巴戟天、丹参、鸡血藤等。

4. 气虚血瘀证

治以益气活血化瘀通络法，用补阳还五汤加减。药用黄芪、川芎、赤芍、归尾、红花、桃仁、白花蛇、地龙、鸡血藤等。

5. 肝肾亏虚症

治以填补肝肾、益气活血法，用地黄饮子加减。药用熟地、石斛、山萸肉、麦冬、五味子、石菖蒲、远志、茯苓、肉苁蓉、巴戟天、杜仲、桑寄生、枸杞子、淫羊藿、黄芪、丹参等。

6. 加减法

夹痰者加陈皮、法半夏、胆星、姜汁、竹沥。言语障碍加菖蒲、远志。肢体疼痛加羌活、威灵仙、桑枝、地龙、白花蛇。属痰热者加黄芩、川贝、僵蚕、牛黄。肝虚有热不寐者加知母、川芎、茯苓、枣仁。心阴亏损不寐者加西洋参、麦冬、五味子、牡蛎、枣仁。肝阳偏亢者加钩藤、黄芩、丹皮、石决明。阴虚肝旺加何首乌、泽泻、女贞子、桑寄生、钩藤。

另外，本病还可配合头皮针或体针疗法。

◉ **病案举例**

病例 1　朱某，男性，54 岁，干部。住院号 8239。

患者左侧肢体强直性偏瘫 6 月余。患者经常头晕头痛、血压增高已有 10 年，并嗜烟酒，服食降压药不规则。于 1983 年 12 月 8 日午睡醒后自觉头晕，不能起床，左侧肢体活动障碍。曾在某医院住院多月未见好转，遂来我院求治。体检：血压 130/90mmHg。神清，对答流畅，形体肥胖，左侧肢体强直，步态艰难。心肺正常，肝脾未扪及。左侧肢体肌力 1 级，肌张力增高，呈强直性偏瘫。患肢肿胀色瘀红，左膝反射亢进。患者自觉烦躁，失眠，苔腻，有痰，脉缓。

治疗先以平肝清热化痰通络法。

处方：丹皮10g，赤芍15g，石决明30g，川芎6g，知母10g，枣仁15g，法半夏10g，川贝母10g，双钩藤15g，黄芩10g，茯苓15g，地龙10g。水煎服，每日1剂。

服上方15剂后，烦躁、失眠、苔腻、有痰均已消失，惟左侧肢体紫瘀肿胀、半身不遂，继以活血化瘀通络法治疗并针刺患侧曲池、合谷、环跳、风市、阳陵泉、悬钟、内庭等。每次留针15分钟，3天一次。经上述治疗半年后，患肢肿胀及色瘀消退，肌力恢复，肌张力增高得到好转。原来不能步履，现已能走50多步。

治疗结果：显效。

病例2 董某，女，46岁，工人。住院号8230。

患者右侧肢体弛缓性瘫痪2年余。患高血压已有10年，虽不嗜烟酒，但嗜咸食，偶服降压药。2年前因其母病故，患者悲哭一夜后，旋即昏迷，不省人事15天，经抢救神志恢复，遗留右侧肢体弛缓性瘫痪。右上肢肌肉明显萎缩，右下肢肌肉萎缩并右下肢足踝以下皮色瘀红。右膝反射减弱。血压150/100mmHg。面色苍白，神志清晰，对答流畅。心肺正常，肝脾未扪及。步态不稳，不能上床及下蹲，不能自己穿衣。舌淡红，苔净，脉虚细。

诊断为偏瘫，属气血亏虚，脾肾不足。治以补气养血、健脾补肾法（方药如上列），并施以体针疗法。

治疗5个月后，右上肢右肌力由"0"级恢复至4级，右下肢肌力增强，能下蹲、上床、自己穿衣裤，生活基本自理，能做简单的家务劳动。血压平稳于 120/80mmHg。

治疗结果：显效。

五、体会

半身不遂的康复治疗首先要根据其病机，分别虚实，辨证论治，给予平肝清热化痰通络法、活血化痰通络法、益气养血健脾补肾法、益气化瘀法及填补肝肾法等。配合针刺疗法效果更佳。对高血压者尤需降压，稳定血压在正常范围，防止再次发生中风的可能性。对严重偏瘫患者，如出现吞咽困难、咯痰不出、饮水呛喉、彻夜不寐、大小便失禁等，经多方治疗无效者，预后不良。若偏瘫患者兼有冠心病心力衰竭，或兼有纵隔肿瘤者，疗效较差。如经治疗后能进食、睡眠安静、大小便可控制者，可以带病延年。

中医治愈脱髓鞘病 1 例

一、病历简介

郭朝曦，男，6 岁，1975 年 5 月 8 日初诊。

患者步态不稳，不能站立 2 月余。曾往广州诊治，经儿科专家鉴定为"脱髓鞘病症"，订出治疗方案，回韶治疗，其用药为激素（强的松）、ATP、辅酶 A 之类，经过一段时间，效果不大，遂找中医诊治。

体查：体温 37℃，脉搏 88 次 / 分，呼吸 20 次 / 分，血压 90/67mmHg，神清，能对答，瞳孔等大等圆，对光反射存在。两眼球震颤，向内斜视，呈斗鸡眼，颈软。心肺听诊未见异常，脊柱四肢无畸形，生理反射存在，未引出病理反射。指鼻试验阳性，闭目难立征阳性，步态不稳，站立并足时立即倒地，共济失调。

中医诊断：痿证。

中医辨证分析：两目震颤、呈内斜视乃肝风内动，形瘦、面色不荣、两足痿软无力不能站立、舌质淡嫩、脉象细弱乃脾肾亏虚之征。脾胃主四肢肌肉，属太阴阳明，阳明主宗筋而利关节，阳明虚疲，故发为痿证。盖共济失调为小脑病变，中医谓肾主骨生髓，脑为随之海。肾者，作强之官，肾虚则不能作强，故不能步履。综上所述，病当在脾肾。治疗原则为采用补气健脾、益肾壮骨方之法。

处方：北芪 15g，党参 15g，白术 12g，茯苓 12g，炙甘草 6g，淫羊藿 15g，桑寄生 20g，肉苁蓉 10g，巴戟天 10g，菟丝子 12g，川续断 12g，牡蛎 15g。每日 1 剂。

连服 1 个月后，患儿已能站立不再倒地，胃纳渐增，双下肢的肌肉亦渐丰厚，两眼震颤缓解。再循补气健脾、益肾壮骨法调治，共服 3 个月余，并兼服参茸丸等补益脑髓之品。临床症状消失，达到治愈。随访至今病未复发，智力及体格发育均为良好。高中毕业已参加工作。

二、按语

本病纯用中医药治疗，获得痊愈。脱髓鞘疾病比较少见，其病因不明，为难治之病。中医能以辨证论治的方法治愈本病，确为中医的长处。

中西医结合抢救急性心肌梗死 1 例

一、病例简介

陈某，男，57 岁，1993 年 5 月 28 日因心前区剧烈疼痛入院。

查体：体温 36℃，脉搏 64 次 / 分，呼吸 20 次 / 分，血压 90/80mmHg，神志清晰，精神疲乏，呈急性重病容，双侧瞳孔等大等圆，对光反射灵敏，颈软，胸廓对称，双肺呼吸音清晰，未闻及干湿啰音。心率 64 次 / 分，心律整齐，无杂音。脊柱四肢无畸形，生理反射存在，病理反射未引出。实验室检查：红细胞 4.10×10^{12}/L，白细胞 11.4×10^9/L，中性粒细胞 79%，淋巴细胞 18%，嗜酸性粒细胞 3%，钾 2.67mmol/L，钠 144mmol/L，氯 116mmol/L，钙 2.61mmol/L，尿素氮 5.03mmol/L，碳酸氢盐 24mmol/L，谷草转氨酶 41IU/L，乳酸脱氢酶 258 IU/L，肌酸磷酸激酶 164 IU/L。心电图：急性前间壁心肌梗死。入院中医诊断：真心痛。西医诊断：急性心肌梗死。患者入院 7 小时后病情进一步加剧，心前区剧烈疼痛放射至背部，血压 70/45 mmHg，冷汗淋漓，四肢冰冷，恶心呕吐频作，病情危重，属心源性休克。采用中西医结合的方法进行抢救。

二、治疗经过

加强护理，绝对卧床休息，保持大便通畅。中高流量供氧，硝酸甘油静滴扩张冠脉，并给能量合剂，钾镁极化液，果糖静滴；心前区剧痛时肌注杜冷丁，血压下降时予以多巴胺静滴，烦躁时给予安定。患者入院 2 天后，心前区剧痛仍未能缓解，大汗淋漓，脉象微细沉弱，舌质淡，四质冰冷，病情殆危。中医辨证属于亡阳之候。治以温阳益气、回阳救逆合活血化瘀之法。

处方：制附子 12g，干姜 10g，炙甘草 10g，红参 10g（另炖），当归 10g，白芍 15g，川芎 6g。每天 1 剂，连服 4 天。

患者入院 7 天后，心前区疼痛明显减轻，已无大汗淋漓，血压 100/70mmHg，口干苦，舌质转红，苔黄腻，有痰，脉弦有力。中医辨证为阳气回复，证已转化为痰热与瘀血痹阻心脉。治以清热化痰兼活血化瘀法。

处方：丹参 30g，郁金 15g，降香 15g，姜半夏 10g，桃仁 8g，黄芩 10g，瓜蒌皮 12g，红花 6g，赤芍 15g，当归 5g，川芎 5g，葛根 25g。每天 1 剂，连服 3 天。

患者入院 9 天后，日间自觉心前区仍有隐痛，晚上未发生绞痛，舌质淡红，光嫩苔净，脉象细弱，血压 120/80 mmHg。中医辨证属于气阴两虚，心血瘀阻。治以补气益阴活血化瘀法。

处方：桃仁 8g，红花 6g，当归 10g，赤芍 15g，川芎 6g，生地 30g，丹参 30g，五味子 6g，太子参 25g，麦冬 10g，降香 15g，姜半夏 10g。每日 1 剂，连服 6 日。

患者入院 11 天后，心前区绞痛完全消失，唯觉头晕、气短、声音低怯，舌光红，苔净，脉象细涩。中医辨证属气血亏虚，心血瘀阻。治以补气养血兼活血化瘀法以善后。

处方：八珍汤加黄芪、丹参、红花、降香等。每日 1 剂，连服 8 天。

住院 29 天治愈出院。复查心电图示：陈旧性心肌梗死。

三、体会

心肌梗死属于中医真心痛范畴，从本病例的辨证治疗来看，真心痛在亡阳阶段应治以温阳益气、回阳救逆法；属于痰热内蕴阶段应治以清化痰热法；病至后期阶段呈现气阴两虚，治当益气养阴法；倘若属于气血两虚时，应治以补气养血法。然而心肌梗死总属心血瘀阻，因此活血化瘀法贯穿着整个治疗过程。由此可见，心肌梗死的中医治疗不能一方到底。症状转变，方法也要变，这就是中医的随证施治。该患者随访 3 年未见复发，仍健在。

治疗哮证的经验

哮证是最顽固的慢性疾病之一，往往反复发作，很难根治，甚至伴随终身，严重影响人体的健康。中医学对治疗哮证有丰富的经验，现将哮证的辨证治疗经验介绍如下。

一、识病名，别哮喘

嗽而气急，喉中痰鸣如吼，经常反复发作，为之哮证。中医的古典著作对哮证有很多论述。如《金匮要略》指出："咳而上气，喉中如水鸡声，射干麻黄汤主之。"水鸡声就是形容哮证发作时呼吸急促发出的声音，即水与气互相触动发出呀呷之声，在喉中连续不止之谓。《医宗金鉴》也明确指出："呼吸急促谓之喘急，若更喉头声响者谓之哮吼。"《医学正传》一书也明确指出："喘以气息言，哮以声响名。"根据以上中医古典文献的论述，我们就清楚认识到哮证的症状特点和喘证的鉴别，这是治疗哮证要首先弄清的。

二、明病源，辨病机

1. 中医学认为哮证的主要病因为痰气交阻

元代朱丹溪首创哮喘病名，并且阐明病机"专主于痰"。秦景明指出："哮证因为痰饮留伏，结成窠臼，潜伏于内，偶有七情之犯，饮食所伤，或外感时令之风寒，束其肌表，则哮喘之证作矣。"《证治汇补》一书指出："哮为痰喘之久而常发者，内因壅塞之气，外有非时之感，膈有胶固之痰，三者相合，闭拒气道，搏击有声，发为哮喘。"这些论述都认为"痰"为本病的主要病因，并且也指出了诱发因素。因此，对哮证的治疗必须抓紧"痰"字而攻之。如治哮证，离开痰字非其治也。但是还是要注意诱因兼证，进行辨证论治，方能取得满意的疗效。

2. 本病的内因主要与肺、脾、肾脏功能有关

中医学认为："脾为生痰之源，肺为贮痰之器。"因为脾主运化，若脾虚运化无权，食入的水谷不能化生为精微，则会聚液成痰，上逆于肺，肺气升降失调，气逆而发为哮。此外，肺为气之主，肾为气之根，肺必须通过肾气吸纳而营呼吸，若肾虚不纳气，则吐纳失调，即可导致哮证的发作。所以必须辨明虚实。哮喘发作时，病机在肺，为实；哮喘未发时，病机在脾肾，为虚。

三、治疗原则

1. 根据哮证主要病因为"痰"

哮证之痰是胶固之痰，是留伏之痰，结成窠臼之痰，治疗时必须针对顽固的、窠臼的痰，而不是一般的痰，因此，不是一般的除痰方药所能取效的。临床上常常运用一般的除痰方剂，纵使有效，但只能取效一时，难以根治巩固。因此，临床上常选用雄猛的祛痰截哮之药品——砒麻丸，方能奏效。

2. 分标本，定虚实

中医学特别强调分清标本缓急，这对于治疗哮证尤为重要。

《内经》上说："急则治其标，缓则治其本。"哮证在发作时，采取攻邪为主，针对其留伏的痰、胶固的痰、结成窠臼的痰，投以主药——砒麻丸以祛痰截哮，使症状缓解。在停止发作后，采取扶正为主，即调补肺、脾、肾三个内脏的功能，以巩固疗效，防止复发，这是关键所在。若在哮证发作时投以培补元气的方剂，或在哮证发作停止后还继续攻痰截哮，都会犯虚虚实实之戒，难于取效。

四、砒麻丸的方药

砒麻丸的组成：生砒石 3g，淡豆豉 30g，麻黄 25g，枯矾 15g，共研细末，充匀混合后，用绿豆粉适量煮糊为小丸，如绿豆大。

用量：成人每日用量为 10～16 粒，分两次服，6～12 岁儿童酌减用量为每日 8～10 粒，分两次服。连服 7 天为 1 个疗程，停 7 天后再服第二疗程。最多使用两个疗程，不可长期服用。

服法与注意事项：服用砒麻丸，必须在午餐及晚餐后服食，用冷开水送下。

禁忌：饮酒及食辛辣、生冷、鱼、虾、蟹、笋等发物。

方解：生砒石，性味辛苦大热有毒，为祛痰截哮的主药，对痰哮、冷哮有特殊的疗效。麻黄，性味辛苦温，功能宣肺平喘止咳，能舒缓支气管痉挛而治支气管哮喘，协助砒石而治冷哮。枯矾，性味酸寒无毒，功能消除痰涎饮澼，为消痰之猛药，可助砒石除痰定哮。淡豆豉，性味辛甘微寒，解表除烦，亦可解砒毒。绿豆，甘寒无毒，清热而解砒毒。

五、分型论治

哮证发作根据其诱因或兼证的不同，在临床上大多见风寒触发或痰热蕴肺两种类型，除使用砒麻丸治疗外还必须结合辨证，分型论治。

1. 风寒型

此型由于外感风寒引发，包括气候转寒及饮食生冷寒凉之物等原因。症状可见：咳嗽，呼吸急促，喉中痰鸣，呀呷有声，痰多清稀，如泡沫状，无发热，畏寒，口不渴，面色青黄晦暗，舌质淡白而润，苔薄，脉浮。此属风寒外袭，肺失清肃，痰气交阻，肺气上逆，呼吸急促而有声响。治法用疏解风寒，除痰定喘止哮。可选用小青龙汤（麻黄、桂枝、白芍、甘草、法半夏、细辛、生姜、五味子）或射干麻黄汤（射干、麻黄、细辛、紫菀、款冬花、生姜、五味子、法半夏、大枣）加减，再予砒麻丸祛痰定哮，拔除宿根。

2. 痰热型

若感受时令温邪或感寒化热引起哮证发作属此型。症状可见：发热咳嗽，呼吸急促，喉中痰鸣，呀呷有声，痰黄黏稠，舌质红，苔腻，脉数，口干唇红。此属外邪犯肺，郁而化热，以致痰热壅肺，肺气不宣，而致哮喘发作。可选用清热化痰、宣肺止哮喘的方剂，如定喘汤（麻黄、白果、款冬花、法半夏、桑白皮、苏子、北杏仁、黄芩、甘草）或用越婢加半夏汤（麻黄、生石膏、生姜、甘草、大枣、法半夏），待热退后，再予砒麻丸祛痰定哮，拔除宿根。

3. 6 岁以下的儿童

由于小儿乃稚阳之体，阴气未充，不宜服猛烈之药，故不用砒麻丸，可改用鱼蚕粉内服，并结合辨证进行治疗。

鱼蚕粉组成及用法：淡鱼古（乌贼骨）3 份、僵蚕 2 份，用米泔水浸去浮沫，培干，研细末，每次 3g，日 3 次，米汤送下，连服 1 个月。

六、固本治疗

由于哮证往往反复发作，经年不愈，久病必虚。在哮喘停止发作后，主要是肺、脾、肾三脏虚损。缓则治其本，必须扶正以巩固疗效，防止复发，达到痊愈的目的。固本治疗主要是采用胎盘怀山药丸。其组成为胎盘连脐带、怀山药等量研末，适量炼蜜为小丸。方解：胎盘（紫河车）甘咸温，大补元气，疗虚损，纳肾定喘；怀山药性味甘平，健脾胃，补肺肾。用量：每次 10g，每日 3 次，连服 1 个月为一疗程。除此之外还可选用陈夏六君汤合五子丸加减（党参、白术、茯苓、炙甘草、陈皮、法半夏、枸杞子、菟丝子、覆盆子、五味子、车前子）调补脾肾。肾阳虚者还可选用附桂八味丸。

◉ 病案举例

何某，女性，38 岁，工人。

该患者在 8 年前外感后继发哮喘，日渐频繁，逐渐加重，长期服中西药，未能痊愈，曾服过氨茶碱、麻黄素、强的松及注射肾上腺素，均效果不大。近年来每次发作需要静注氨茶碱，有时仍不能控制哮喘发作。就诊时，时值秋月，身穿重衣，两目少神，面色淡黄欠华，唇淡，苔白滑，舌质偏淡，脉弦数无力，痰多稀白，哮喘发作时，呀呷有声，不能平卧，张口抬肩。

辨证：久患哮证体弱，外邪引发，宜先治其标。用射干麻黄汤加减：麻黄 10g，射干 12g，紫菀 12g，款冬花 12g，细辛 3g，五味子 10g，生姜 10g，法半夏 10g，大枣 5 枚，苏子 12g，北杏仁 10g。另服砒麻丸日 2 次，每次 8 粒，连服 2 天。

二诊：服上方及砒麻丸后，哮喘症状大大减轻，再用上方加减，再予砒麻丸 50 粒，分 5 天服完。

三诊：哮已停止，惟气短乏力，神疲，胃纳欠佳，已属肺、脾、肾虚损，投以胎盘怀山药丸 120g，连服四天。

四诊：哮未发作，除继服胎盘怀山药丸外，还加服陈夏六君合五子丸，嘱其每 3 天服 1 剂，连服 10 剂，再复诊。

五诊：精神渐好，胃纳亦佳，胎盘怀山药丸每天只服一次，并内服陈夏六君合五子丸，连服 20 剂。

1 年后随访，未有发作过。

七、体会

中医所称的哮证即现代医学的支气管哮喘中的一种类型，其主要症状为：呼吸急促，喉中痰鸣有声响，痰多稀白，唇舌淡白。多为寒痰留伏于肺引起的冷哮，属实。在临床上遇到严重的哮证发作时，患者除有呼吸急促、喉间有哮鸣声等主症外，往往伴有汗出淋漓、面色苍白或紫色、四肢发凉等表现，看来极似阳气欲脱之虚证危证，投以温补救脱之剂则犯虚虚实实之戒。这种情况其实不是虚脱证，仍然是实证。因为哮证的发作是由于邪气壅塞于肺，肺气吐纳升降受到阻碍，结果肺气不能外卫皮毛，温泽肌肤而出现此等现象，并非由于气虚阳越所致，所以仍然是实证。实则泻之，以攻邪为主，可投以砒麻丸祛痰截哮。其次是哮证的脉象问题，一般哮证的患者发作时，由于肺气壅塞，邪正互相搏斗，呼吸混乱，脉搏随之而乱，或时而紧，时而滑，时而弦，脉促者亦有之。古人有云，"哮症，脉乱无妨"，可治以砒麻丸。我们在临床上观察到的哮症病例服了砒麻丸后，哮喘减轻或停止发作，痰涎分泌减少，面色青黄晦暗或苍白得到好转，这可能是由于微量的砷元素能改善"寒"的体质，并能起到消痰作用。

砒麻丸中的砒石一定要用天然出产的生砒石，而绝不能使用煅烧过的砒石或化学炼制成的。生砒石较难溶于水，人体内能吸收的砒的分量是极微量的，故毒性不大。如果砒石经煅制则成为砒霜，毒性很大，可导致中毒，绝对不能使用。

砒麻丸即由紫金丹加味组成，本方由性味猛烈的生砒石为主，能祛痰截哮，对顽固性的哮症有一定疗效。只要诊断明确，久患哮症也可治以砒麻丸。在结合辨证的基础上给予砒麻丸1～2个疗程，不宜长期服用，以免毒性在人体内蓄积，更要防止滥用。《内经》有云，"大毒治病，十去其六"，概痰消，哮症缓解后中病即止。

对于喘急而喉中没有痰鸣声者，不属哮症，不宜用砒麻丸。医者宜小心辨别，不可滥用。

关于"风湿三二汤"治风湿经验谈

临床上每见有苔腻、痰多、咳嗽而又兼腰痛剧烈的患者，以自拟"风湿三二汤"治疗而获良好疗效。该方组织严谨，诚良方也。该方系由羌活、独活、苍术、白术、陈皮、法半夏、茯苓、甘草组成。本方内含二活二术及二陈汤，故名风湿三二汤，具有祛风、化痰、燥湿作用。方中以羌活、独活祛风胜湿，能解少阴之表及足太阳膀胱经之邪；苍术、白术燥湿健脾利水，健运足太阴脾之湿邪；陈皮、茯苓、法半夏、甘草燥湿化痰，可治手太阴肺之痰湿。制方之妙在于简朴而不落俗套。临床上对太阴、少阴感受风寒湿邪，症见周身骨节疼痛、腰痛、咳嗽、痰多、舌淡、苔腻、脉缓或濡细者使用本方，常常获效。

加减法：咳嗽加北杏仁、前胡、桔梗，身痛加防风，头痛加蔓荆子，腰痛剧烈者加威灵仙、怀牛膝，下肢痛加木瓜、薏苡仁。

⊙ **病案举例**

李某，女。

患者咳嗽，痰多，舌淡苔厚腻，口不渴，下肢微肿，腰部疼痛，全身关节痛，脉弦缓。起病已有 5 天。

诊为太阴少阴感受寒湿，投以风湿三二汤加薏苡仁、威灵仙。共服 10 剂。

药后腰痛、痰多、咳嗽均获痊愈。

关于癫痫证治琐谈

癫痫又称为"痫证",俗称"发羊吊"。其主要症状是:间歇性、阵发性突然昏倒,不省人事,四肢抽搐,口吐涎沫,清醒后起居饮食皆如常人。

中医对痫证的病因病理认识是肝风扰动,痰积于内。痫证的诱发与情志有关,因痫证属心肝二经病变,肝主疏泄条达,肝郁则肝气不能升发,所谓"肝木不伸,不能曲直,凌乱而诱发本证",五志化火,火热煎熬成痰,肝风夹痰上扰心包。此痰非一般火痰,而是顽痰,是伏藏于膈间的痰,是属于肝经之痰。

痫证的治疗必须针对属于"风"与"痰"两方面的病机。风是指内风、肝风。治疗上必须镇肝、平肝、息风、止痉。五志化火必须清热,痰浊上扰必须涤痰,久病体虚者必须补益。故痫证的治疗包括六个方面:一曰镇肝息风,二曰平肝息风,三曰涤痰,四曰清热,五曰安神,六曰补虚。

1. 镇肝息风

可选用朱砂、龙齿、磁石、代赭石、珍珠母。

2. 平肝息风

可选用天麻、钩藤、僵蚕、全蝎,但不用蜈蚣。

3. 涤痰

可选用川贝、牛黄、胆星、远志。

4. 清热

痫证属火热之证较少，有火也是一时性的，不可过用苦寒之品。宜清泻肝胆，可选用小柴胡汤加龙骨、牡蛎、朱砂等。清火也宜清痰火，可再加竹沥汁、竹茹之类，清络热而祛痰。

5. 安神

痫症属心肝病变，其标乃肝风夹痰，其本属心肝血少。治本宜养肝宁心，可选用酸枣仁、白芍、茯苓、甘草。不宜滥用菖蒲、郁金以耗损心气。

6. 补虚

痫证频频发作，久病必虚，宜补气健脾之法，可选用陈夏六君汤加息风涤痰止痉之品。

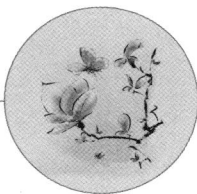

儿科病证论治

宣肺豁痰汤治疗小儿哮喘

小儿哮喘包括了现代医学的痉挛性支气管炎及支气管哮喘，是儿科常见的肺系疾病。

中医学认为，小儿哮喘的病因多为外邪犯肺，肺气闭郁，上逆而喘。亦有因为有哮症宿根（过敏体质），对鱼虾蟹等异形蛋白质或其他因素过敏而诱发的哮喘。病理上以痰饮为主，伏痰是小儿哮的内在因素。哮喘的治疗原则是发作时以治肺为主，治肺就是治标，以控制哮喘发作，以症状缓解为目标。哮喘缓解后以防止复发为目的，要培元固本，增强体质，防止哮喘复发。在临床上对小儿哮喘初起的发作期运用宣肺豁痰汤（自拟方）治疗，疗效较好。

一、宣肺豁痰汤组成

宣肺豁痰汤组成：麻黄 5～10g，北杏仁 10g，甘草 5～10g，姜半夏 10g，陈皮 5g，茯苓 15g，苏子 10g，款冬花 10g，紫菀 10g，前胡 10g，川贝 10g，僵蚕 10g。

二、加减法

有发热或扁桃体肿大，肺部听诊以干啰音为主兼有散在性湿啰音，舌质红，苔薄白，脉象浮数，痰黄黏稠者，可加连翘

10g，桑白皮 10g，黄芩 10g，热甚者加生石膏 30g。

若属风寒犯肺，无发热，舌质淡，苔薄白，咳痰稀白，喷嚏，鼻流清涕者，可加苏叶 10g，防风 10g，生姜 3 片。

三、临床资料

本方共治疗 84 例，年龄为 2 ～ 12 岁。其中男性 56 例，女性 28 例，2 岁以下 20 例，首次发病者 15 例。

本组病例的诊断标准及疗效标准，参照 1994 年国家中医药管理局制定的中医儿科哮喘的诊断依据及疗效评定标准。

四、疗效评定

治愈：哮喘平息，听诊两肺喘哮鸣音消失。

好转：哮喘减轻，听诊偶闻及哮鸣音。

未愈：哮喘发作症状无改善。

五、治疗结果

治愈 68 例（占 80.95%），好转 13 例（占 15.47%），无效 3 例（占 3.57%）。

◉ **病案举例**

病例 1　李某，男，4 岁，1990 年 12 月 20 日初诊。

患儿 1 周前鼻塞流涕，咳嗽发热，在当地医疗室用青霉素等多种抗生素治疗，症状无改善，并出现气促、痰鸣、烦躁，遂来求中医诊治。诊视时患儿神情倦怠，面色微赤，喘息抬肩，呼多吸少，喉间痰声辘辘，三凹征明显，肌肤灼热无汗，小便短黄，舌质红，苔薄黄，脉浮数。体查：心率 110 次 / 分，心律齐，未闻及病理性杂音。双肺听诊布满哮鸣音，腹部平软，肝脾未扪及。询其母谓：小儿 9 个月断乳时不慎受凉，午后咳嗽频发，每求治于西医后好转则不以为意，未作善后调理。每于秋冬季节，受寒则诱发咳喘病。至此次发病针药无效，即求诊中医。

据以上脉症，诊为小儿哮喘。中医辨证属风邪犯肺，入里化热，痰热交阻，肺气上逆，发为哮喘。治疗投以宣肺豁痰汤加桑白皮 12g，黄芩 10g，生石膏 25g。清水净煎成大半碗，分成两次温服。

2 剂而热退，哮喘缓解，双肺已无干啰音。唯仍有少许咳嗽。再予以定宣肺豁痰汤 3 剂而愈。

病例 2　张某，男性，7 岁，住韶关市十里亭镇。1989 年 10 月初诊。

患儿 2 岁时即患哮喘，每年于秋季时频频发作，其母多处求医亦不能根治，便失去治疗信心，疏于调理。适值病儿入学，在体育课中出汗较多，当晚咳喘不已，经服氨茶碱、激素等药后未能缓解，至翌晨急来中医院求诊。就诊时患儿形貌憔悴，面色晦暗，喉中有如水鸡声，张口抬肩，肌肤不热，舌质淡红，苔薄白，脉滑。体查：心率 90 次 / 分，心律齐，未闻及病理性杂音，双肺听诊布满哮鸣音，腹部平软，肝脾未扪及。

诊断为小儿哮喘。中医辨证为风寒犯肺，出汗后腠理疏松，外邪乘机侵袭肺卫，肺气失于肃降，上逆为哮喘。治疗投以宣肺豁痰汤加干姜 5g。

1 剂喘减，2 剂喘平，双肺听诊干啰音消失。再予以宣肺豁痰汤 3 剂，诸症悉平。嘱其母给予患儿服食陈夏六君丸，胎盘糖衣片、蛤蚧大补丸常服以增强体质，防止复发，连续服食一个月后停药。近几年来随访均未见复发。

六、体会

小儿哮喘是临床常见病种，倘若治疗不及时，未能及时控制哮喘发作，日久则影响儿童的生长发育，甚至终生难愈。所以探讨本病的有效疗法成为当前中医儿科医生之急务。在临床上接诊的小儿哮喘往往是用过大量抗生素无效的病例。使用激素治疗本病，虽能取效一时，但复发率高，而且再发病时必再用激素始效，激素用量也越来越多。临床上使用中医药疗法治疗小儿哮喘效果良好。

宣肺豁痰汤适合用于小儿哮喘初起的病例，虽然大多中医文献均以为哮喘以伏痰为宿根，大多为寒饮射肺引发哮喘，但临床常见小儿哮喘初起多为外受风邪而诱发，病在表，属于轻浅之症，不必哮喘一发即用小青龙或麻黄射干汤之类的方剂以温肺散寒，免致病轻药重之弊。

本组小儿哮喘病例，服用宣肺豁痰汤均为 3～5 剂。若服宣肺豁痰汤 3 剂哮喘仍不能控制，两肺听诊干啰音仍不能减少者，视为无效病例，即改用其他方药治疗。

宣肺豁痰汤方中麻黄辛苦微温，能宣利肺气以止喘咳。凡小儿哮喘者，肺部听诊有干啰音始可使用麻黄，以解除支气管痉挛。若汗出太多者，可将麻黄改为麻黄根，既定喘又止汗。或麻黄、甘草等量相配，甘草润肺止咳又能缓和麻黄刚烈之性，减少麻黄发汗及加速心跳的副作用。杏仁苦辛温，宣肺止咳而助麻黄平喘。姜半夏、陈皮燥湿化痰，理气降逆止呕。苏子降气定喘，款冬花敛肺以止喘咳，茯苓淡渗利湿以去痰饮，川贝母化痰止咳而定喘，僵蚕祛风痰以解痉镇咳，前胡宣肺止咳以祛风痰，紫菀温肺而止咳逆。总之，本方具有宣肺豁痰定喘之功。最适宜应用于小儿哮喘初发病例。根据病情转归，辨其属性，若外感风邪兼里有郁热，酌加清热之品，以寒温并用，邪去而喘止。

治疗麻疹的体会

麻疹为 1～5 岁儿童常见传染病之一。多流行于冬春季节，每因治疗与护理不当而并发肺炎、痢疾与营养不良等症，从而给儿童健康带来较大的威胁，中医学与现代医学对麻疹的治疗均有丰富经验。现将麻疹的理论和辨证施治试述如下。

一、病因

古人认为，麻疹系因胎毒挟四时不正之邪蕴熏于内，蒸发于皮肤而成。现代医学则认为，麻疹为小儿感染麻疹病毒所致，每因预防不周而流行。

二、辨证

辨别是否感染麻疹，这是关键所在，否则施治必误。诊断之要点需要结合年龄、季节、症状与观麻脚、看报标，不能马虎下结论。凡年龄在 1～5 岁的儿童既往未出过麻疹，又适逢是麻疹流行季节，伴有发热、咳嗽、流鼻涕、眼泪汪汪则属可疑。详察患儿之耳背、颈项，若耳红纹隐现或三五点红点则可初步诊断。

齿龈上有白色腐皮亦为中医诊断之依据，此即为麻疹之报标。察看颊黏膜见针头大小之灰白点，中医称为麻脚（又称滑氏斑，现代医学称为柯氏斑），早在元代滑伯仁著的《麻疹全书》已有记述："舌上白珠累累如粟，甚则上颚、牙龈、满口遍生。"若现报标、麻脚，则可确诊。

三、治疗

麻疹的整个发病过程可分为三个阶段，即疹前期、发疹期与疹末期，每期都有不同的证候，必须注意鉴别清楚。其治则不外是宣透、清热、养阴，但需要根据不同的阶段、不同的证型进行辨证施治，灵活运用，方可取得满意的疗效。

1. 疹前期

从发热、咳嗽至出现疹点为止，大约 3 天，亦有少数患者因体弱、病因不同或治疗不当可迁延至 6 ～ 7 天，甚至 10 天左右，所以疹前期必须注意特殊情况，否则容易造成诊断之误。

其症状与一般感冒大致相同，小儿可有微畏寒、咳嗽、流清涕伴喷嚏，眼睑赤色畏光、眼泪汪汪，此期最重要的是鉴别清楚属风热外感、风湿外侵、风寒时袭三因中何因所致，若辨别不清，治疗必会失当，影响疗效。

（1）风热外感：面色明亮，唇红，苔粗，口干，神态躁动，指纹浮紫，脉浮数。

治宜辛凉透邪法。方选加减银翘散：荆芥、薄荷、银花、连翘、淡竹叶、淡豆豉、桔梗、牛蒡子、蝉蜕。高热者加青蒿、黄芩、钩藤，以防抽搐。

（2）风湿外侵：面色黄滞，唇舌淡红，舌苔腻，口干不多饮，神态倦怠，指纹淡黄，脉浮缓。

治宜芳香化湿，辛凉透邪。选方：照上方去桔梗、淡豆豉，加佩兰、藿香、通草。

外治法：可用芫荽二两煎汤，加白酒一杯温抹皮肤，方法为先抹头、面、颈、背、胸腹，后抹四肢。

（3）风寒外袭：面色暗滞，唇舌淡红，舌苔白滑，不思饮，神态沉静，指纹浮红，脉浮紧。

治宜辛凉合辛温透邪法。选用宣毒发表汤加减：升麻、干葛、防风、荆芥、薄荷、桔梗、牛蒡子、木通、淡竹叶、蝉蜕。

外治法同上，日洗多次至麻透出为止。

2. 出疹期

此期为麻点出现至透发完毕，大约3天时间。疹点先布于耳根、颈项、面部，继而脊背、胸腹、四肢，最后手足心处亦可见到疹点，其初起稀疏，渐而稠密。疹色由鲜红渐而暗红，形状为麻粒，稍隆起皮肤之上，扪之碍手，并见壮热、咳嗽、口干、烦躁、唇舌红、目赤、苔黄、脉多滑数、指纹较粗。此期若麻点已过肘膝关节以下，或手足心处与鼻准部见到稀疏之疹点，即算透齐。此期可分轻重二型辨证。

（1）轻型：疹点逐渐见形，顺序密布，疹色鲜明，说明疹毒已有外透之机。病机为肺胃蕴热，治宜清营透疹法。药用北紫草、赤芍、荆芥、蝉蜕、牛蒡子、银花、连翘、花粉。

此期若见腹泻不止者，不可收敛，可加干葛、黄芩。

（2）重型：疹出不透，面部稀疏或不出现，或胸背可现形如绿豆大小色暗滞或稠密成片之疹点，病儿壮热气粗、烦扰不安。此为热毒内盛，郁而不宣，毒向内攻。稍为失治，易并发支气管肺炎等急症。

治宜凉血清热解毒，其疹自出。此期不宜使用解毒轻剂。方药：西红花、北紫草、地丁、大青叶、赤芍、银花、黄芩、黄连、花粉、生地、甘草、连翘、芦根等。

可用茅根、马蹄煎汤代茶饮。

倘若高热太过伴烦扰不安者，适当加用西药退热药与镇静剂，疗效更好。

3. 疹末期（恢复期）

此期麻疹出透，疹点依次隐没，一般为期3天。此期临床上以咳嗽多见或遗有潮热，病机为肺阴受伤，余热不清，治则以养阴清热为主，但又分虚实两型。

（1）肺虚型：干咳无痰或少痰，舌淡红，少苔，口干，大便结，低热不扬，声音嘶哑或咽喉痛。

治宜甘寒养阴法，用沙参麦冬饮加减：沙参、麦冬、桑白皮、花粉、甘草、枇杷叶、芦根、石斛、生地。声音嘶哑加玉竹、百合，喉痛加山豆根、玄参等。

（2）痰热郁肺型：潮热不退，夜间较甚，咳嗽痰黏，舌红苔浊。

治宜清热化痰法，用加减苇茎汤为主：苇茎、冬瓜仁、生薏苡仁、枇杷叶、桑白皮、丝瓜络、北杏仁。发热较甚者可加黄芩、连翘、地骨皮、鱼腥草。

以上方药可灵活运用，辨证施治，不可一方到底。

4. 麻疹合并症

麻疹合并症尤多，但以肺气喘急（即支气管肺炎或痉挛性支气管炎）最为凶险，若治疗不当，死亡率较高，其主要症状为胸满喘急，呼吸困难，唇及唇周紫绀，鼻翼扇动伴以烦躁不安。麻疹合并肺炎可在麻疹任何一期继发，临床上分为：麻已报标未出而突发肺炎者；麻点已出但未透彻而中途隐没者，此乃外邪闭肺，肺气不宣；麻后高热不退并发肺炎，此属肺虚邪实，疹热郁肺，清肃失职，其疹出不透，为热毒内攻，上迫肺气所致。

治法：第一、二型选用麻杏石甘汤（麻黄、北杏仁、生石膏、甘草）加蝉衣。麻黄、蝉衣解表透麻，使郁热疏达于外，石膏、杏仁以清肺热，止喘急。服此方往往能收效。

属热毒内攻型者，可选紫草、西红花、地丁、黄芩、麦冬、玄参、黄连、前胡、川贝母、连翘；便秘加大黄。

如属麻后肺炎，可选用加味泻白散（桑白皮、地骨皮、甘草、茯苓、知母、黄芩、芦根、麦冬）。

必要时可加用抗生素、镇静剂、供氧。要注意呼吸道通畅，有心力衰竭者可用洋地黄类药物，中西医结合治疗，收效更快。

四、小结

1. 辨别是否感染麻疹是关键所在，否则施治必误，古人称之"麻前痘后"就是这个道理。

2. 麻疹的治则不外是宣透、清热、养阴，但需根据不同证型进行辨证施治，灵活运用，不可一方到底。

3. 麻疹合并肺炎与麻后肺炎均属险症，宜根据病情轻重，分别使用宣肺、解表透麻、定喘、清热解毒与养阴等法。

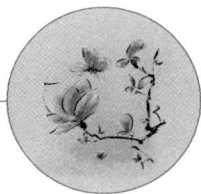

男科病证论治

男性不育与病理体质

临床上经常见到一些不育症患者仅有精液改变而没有明显症状可辨，男科检查睾丸容积在 12mL 以上，既无明显的身体不适，又无明显的舌脉异常，如果仅依据传统的辨证施治思维模式，颇有难于措手之感。对此，邹老认为可从病理体质的角度去辨治，通过体积（宏观）检查和实验（微观）检查，从中找出辨证的客观指标，并据此进行辨治。

一、体质分型

体质是言人体的素质，指在常态下机体的自我调节控制能力和对外界环境的适应能力，类似中医学所称的"素体"。参考中医学及现代医学对体质的研究，大概可分为 6 种：①正常质：阴阳平衡，阴平阳秘，表现为体壮力强，面色润泽，耐寒暑，纳佳，二便调，舌脉正常。②燥红质：因阴精、津液不足而引起整体阴虚火旺的体质，表现为形体略瘦，烦热，口干溲黄，舌红少苔或无苔，脉弦细数。③迟冷质：是由于元阳不足而引起机体代谢下降，热量不足的阳虚型体质，也可由先天禀赋不足，元阳素亏所致，表现为形体略胖，面色白而少华，形寒怕冷，肢端欠温，溲清便溏，舌淡胖嫩，有齿痕，脉沉弱。④倦怠质：是气血两虚而导致全身脏腑器官功能低下，对内外环境适应能力降低的气虚体质，表现为面色发白，少气乏力懒言，偶有眩晕，动则汗出，舌淡，脉细弱。⑤腻滞质：是脏腑功能低下，体内水谷津液运化受阻而使某些代谢产物积聚的痰湿型体质，表现为体胖易困，口甜而黏，肢体不爽或身体沉重，大便不实或胸腹满闷，或痰多，舌淡胖苔腻，脉濡或滑。⑥晦涩质：是由于气血运行不畅，而导致全身脏腑气机郁滞的气滞血瘀型体质，表现为面色无光泽，偏晦暗，全身皮肤晦滞，唇青眼眶黑，易胸闷不适，舌色紫暗，脉沉涩或弦。

上述体质分型中，除正常质外，其余5种均属病理体质，它们具有易亏或易盛或易湿的潜在倾向性，一旦出现病理损害则向亏或盛或湿转化，病理体质处在健康与发病的"中间状态"。

二、病理体质的易感性

病理体质学说认为，体质类型决定着个体对某种致病因子的易感性。同样的外环境，体质类型不同则有些人易感疾病，有些不易感疾病。例如：同样是汽车司机或高温作业者，燥红质者最易感邪，阴虚火旺的体质最易感受温热之邪与湿浊之邪，湿热蕴于下而出现精液黏稠不化，死精子增多或前列腺炎。同样是过食膏粱厚味肥甘之品，嗜酒成性，腻滞者受威胁最大，痰湿型体质者本已脾胃呆滞，运化无力，此时更易感受湿浊之邪，痰湿壅盛，气机阻滞，就会出现精液黏稠不液化，或精液中白细胞（脓细胞）多，死精子多，或精子活力低下。同样是气候寒冷，衣着不足或水下作业，迟冷质比燥红质者更易感受寒邪，阳虚型体质或倦怠体质感受寒冷之邪则易引起机体代谢下降，热量不足，而出现精液稀薄如水，精子数量减少、存活率下降、活动力低下。

病理体质与相应的致病因子"通力合作"，共同形成发病的前提条件，努力使易亏易盛或易湿的"中间状态"向已亏或已盛或已湿的"病理状态"转化。

三、病理体质的易发性

发病的类型与趋向性不仅与淫邪性质，而且和体质类型密切相关，中医称之为"同气相求"，如《灵枢·百病始生》中说的"因于天时，与其身形，参与虚实，大病乃成"。同样是汽车司机或高温作业者，或喜食肥甘厚味嗜酒者，燥红质或晦涩质者最易发生精液异常、前列腺炎，倦怠质或迟冷质者一般精液正常。同样是寒冷天气或水下作业者，或过食寒凉生冷之品，倦怠质或迟冷质者最易发生精液清稀、精子总数低下，燥红质者一般精液正常。这是由于病理体质者具有潜在的发病倾向性，一旦感受与之"同气相投"的病邪或处于最不为利的内外环境中，发病率可能大为增加，以致脏腑功能失常或气血失调，从而产生精液异常。倘若体质与致病因子不发生"同气相求"，往往不容易发病。

四、治疗

不育症患者仅有精液改变而没有明显的临床症状可辨时，必须通过宏观检查，辨出体质属性，再结合微观检查，即精液化验后的数据，来定出治疗原则，指导处方用药。

1. 肾阳亏虚证

素体为迟冷质者或倦怠质者，实验室精液检查为精液清稀如水，或精液量多而精子数量减少、活动力低下，或死精子增多，血清睾酮含量降低。治宜补阳生精法，方用五子衍宗丸方加减，药用菟丝子、覆盆子、五味子、枸杞子、淫羊藿、巴戟天、制附子、肉桂、肉苁蓉、鹿角胶等。偏于气虚者加黄芪、党参等。

2. 阴虚火旺证

素体为燥红质者，实验室精液检查为精液量减少或精液黏稠不液化，精子存活率下降，甚或无精子，或血清卵泡刺激素含量降低。治宜育阴生精法，方用二仙汤加减，药用淫羊藿、仙茅、生地黄、熟地黄、黄柏、知母、山萸肉、桑椹子、女贞子、黄精、丹参、怀山药等。

3. 湿热下注证

体为腻滞质者，实验室精液检查为精液中白细胞或脓细胞多，精子精量减少，精子活动力下降，死精子及畸形精子增多，或精液黏稠不液化，或精液量少，精子自身凝集，精子抗体阳性，精液或前列腺液培育有细菌生长。治宜清利生精法，方用自拟三妙渗湿汤，药用黄柏、苍术、薏苡仁、土茯苓、蒲公英、败酱草、银花、连翘、萹蓄、菟丝子、淫羊藿等。

4. 气血瘀滞证

素体为晦涩质者，实验室精液检查为精子数量减少甚或无精子，或精子自身凝集，抗精子抗体阳性，或前列腺脓细胞增多，卵磷脂小体减少。治宜活血生精法，方用失笑散合五子衍宗丸加减，药用川芎、丹参、蒲黄、五灵脂、桃仁、牛膝、菟丝子、覆盆子、枸杞子、车前子等。输精管增粗或精索静脉曲张可加炒穿山甲、水蛭、王不留行等逐瘀通络之品。前列腺质地变硬，并有结节者可加浙贝、生牡蛎、夏枯草、连翘等化瘀散结之品。

病理体质与无症状的精液异常不育症关系密切，临床实践证明，用"辨质"的思想观点指导治疗的方法正确可行，是对中医辨证理论的补充。

通补并用治疗顽固性不射精症

不射精症在男性疾病中属性功能障碍的临床症状之一，与阳痿、早泄等症状相比，是比较少见的一个症状。患者在性生活过程中，阴茎虽能充分勃起，也能完成性行为，但无射精动作和精液排出体外，患者达不到兴奋高潮，无性高潮的欣快感，还伴有一些不适感，给患者在心理上带来苦恼和焦虑，并由此引起男性不育。

不射精症在中医古代医籍中已有记载，如隋代巢元方著的《诸病源候论》中指出："丈夫无子者……又泄精，精不射出，但聚阴头无子，无此之候皆有子。"在"虚劳尿精候"中指出："肾气衰弱故也，肾藏精，其气通于阴，劳伤肾虚不能藏于精，故因小便而精液出也。"明代著名医家张景岳在《景岳全书·予嗣类》指出："男病，疾病之关于胎孕者，男子则在精……凡男子不足则有精滑、精清、精冷者及临来不坚，或流而不射"。流而不射则精液随尿液排泄，在夫妻性生活过程中无精液射出。从这些论述可以看出，中医文献对本症早已有认识，指出本症为"肾气衰弱"故也，治疗上以肾论治。

根据有关资料报道，中医对不射精的病因病机认识，不外乎由于气滞血瘀，脉络阻滞，精道不畅；或由于肾阳虚衰，无力射精；或由于肾精亏耗，精液内枯而不射精；或由于痰湿，湿热下注，阻塞精窍等。在治疗上，有用滋补肾阴的六味地黄丸或左归饮加减，有用温补肾阳的右归饮加味，有用温肾益精的左归合右归饮，对实症有用疏肝化痰法佐以通利精窍，有用清肝泻火的龙胆泻肝汤加味以治肝经湿热阻塞精窍者，有用活血化瘀的血府逐瘀汤以治气滞血瘀引起的不射精症，有用温阳镇摄法，有用通关法等治疗功能不射精病而取得疗效。

邹老在临床上运用调补肾之阴阳而佐以宣通精窍法治愈顽固性不射精症。

◉ **病案举例**

蔡某，男，36 岁，汽车修理工。初诊时间：1989 年 12 月 5 日。

患者结婚 8 年余，虽能过夫妻生活，但同房时从不射精，至今未育。其妻身体健康，经妇科检查各项均属正常。患此症后，曾经中西医诊治半年余无效而中断治疗。细细询问，患者婚前曾有手淫史，结婚 8 年来，阴茎虽然能勃起，也能进行正常的抽送动作，但无性欲快感出现，也无射精动作和精液排出体外，亦无遗精现象。然而精液经常从小便而出，小便化验常有精子出现，因不射精，无法取得精液检查。男性专科检查：外生殖器未见异常，阴毛分布正常，双侧睾丸大小均 20mL 容积，质软无压痛，未发现精索静脉曲张。

中医四诊所见：患者形体肥盛，神疲乏力，面色㿠白，少气懒言，腰酸膝软，大便溏薄，阴茎虽能勃起而不能持久，性生活频率为每月 2～3 次，性欲淡薄，无性兴奋高潮，无欣快感，性生活后反感不适，舌色淡红，舌质胖大边有齿印，苔薄白，脉沉细弱，常自觉咽痛，咽喉充血 II 度。

患者诸症总属肾阳不振，肾精亏虚，精关失和之候，兼有虚火上炎。当以补肾填精为主，佐以清热和阴，通利精窍。

处方：淫羊藿 30g，仙茅 15g，巴戟天 12g，黄芪 30g，肉桂心 5g（焗服），黄柏 6g，滑石 20g，扁豆花 10g，茯苓 15g，炒山甲 10g，菖蒲 10g，王不留行 15g。

连服 15 剂后，性欲感增强，曾梦遗两次，体质亦较前增强，腰膝酸软减轻。药已对证，精关初通。再以原方去黄柏、肉桂心、滑石、扁豆花，加入车前子 10g，蜈蚣 2 条，菟丝子 10g，路路通 15g，以加强助阳通关之力。用本方 30 剂后，同房已有少量精液射出。嘱其每月服 15 剂，连续 3 个月不间断。另配合食疗药膳进补，以参或鹿茸炖鸡，平素多食鱼类、乳鸽、鹌鹑、蛋等蛋白质丰富的食物以补精。嗣后，性欲增强，阴茎勃起有力，房事已能射精，病证得以痊愈。半年后其妻怀孕，后顺产一女孩。

按语：不射精症为男子性功能障碍症状之一，造成不射精症的原因有精神因素、器质性因素、性生活次数过多与某些药物的影响。本病例为功能性不射精，男科检查已排除器质性因素。患者婚前长期手淫，使射精中枢习惯在强烈刺激下才会兴奋，而婚后性生活的性刺激强度达不到手淫的刺激强度，便容易发生不射精，而且射精中枢由于过度兴奋转向抑制亦可导致不射精。现代医学认为，功能性不射精是由于植物神经系统紊乱所导致。有研究资料表明，肾阳虚的患者的神经体液系统均处于反应过低的状态。本例病者就是因反应过低而出现性欲淡薄，无射精动作与精液排出，属中医的"精射不出""尿精候"及"流而不射"。病机为肾气衰弱，阳气不振，精关失和，固泄失常。故中医治疗上以温补肾阳为主，用淫羊藿、仙茅、巴戟天以温肾壮阳，黄芪益气助阳，四药合用能改善患者阳气虚衰的状况，促进男性激素之分泌，加强射精中枢的兴奋性。现代药理研究也证实，补肾壮阳药对丘脑－垂体－性腺轴的性激素和促性激素有促进分泌和调整作用，又能兴奋神经以调节神经功能紊乱。患者大便溏薄，精液从小便而出为脾虚不运，湿阻精窍，故以茯苓、滑石、扁豆花健脾利水，车前子利小便，具有利水窍而实精窍之功。患者经常咽痛乃足少阴经虚火上炎，而非实热，故佐以肉桂心、黄柏交通心肾，滋肾通关，引火归原，调和阴阳。并佐用炒穿山甲、王不留行、路路通、菖蒲、菟丝子、蜈蚣等药宣通精窍为药引。诸药合用，通补并施，故能奏效而获愈。

二仙汤加减治疗精液异常

邹老在临床上运用二仙汤加减治疗男性精液异常不育症收到良好疗效。

病例1 胡某，28 岁，工人。1985 年 12 月 10 日初诊。

患者结婚 3 年不育，其妻正常。精液常规检查：精液清稀，30 分钟完全液化，pH 值 7.4，精子总数 3200 万 / 毫升，活动力较差，存活率 50%，异常精子 50%，白细胞（++）。患者面色㿠白，腰酸膝软，阴囊冷胀，阳事举而不坚，头晕耳鸣，舌淡苔白，脉沉细。

诊为肾精寒冷型不育症。治宜温阳散寒，益坚强精。拟予二仙汤原方加附子、肉桂、公鸡睾丸，水煎服，隔日 1 剂。

服药 7 剂，诸症大减，阴囊冷胀基本消失，唯觉口干、梦多。继用上方去附子、当归，加野菊花，再服药 10 剂。精液复查：精子总数 7200 万 / 毫升，活动力一般，存活率 70%，异常精子 18%，白细胞消失。

药已中病，遵法守方，继续每月服药 5 剂。连服 3 个月便停药告愈。其妻 1986 年 7 月受孕，后足月顺产一女婴。

病例2 黄某，30 岁，司机。1988 年 5 月 23 日初诊。

患者结婚 5 年，其妻人工流产 1 次，至今 4 年未孕。女方妇科检查：输卵管通畅，诊刮为分泌期子宫内膜，基础体温呈双相，月经正常。患者精液常规检查：精液 1 小时不能完全液化，且呈块状，pH 值 7.8，精子总数 4000 万 / 毫升，活动力差，存活率 50%，异常精子 58%，白细胞（++++）。自觉阴囊潮湿、热胀、时有抽痛感，小便黄赤，经常淋沥不净，心烦急躁，苔黄腻，脉弦细。平素嗜酒，经常服食三鞭丸。

诊为精室湿热型不育症。治宜清肾利湿，益肾强精。拟予二仙汤去当归，加蒲公英、野菊花、栀子、丹皮、车前子、公鸡睾丸，水煎服，隔日 1 剂，复渣煎。连续服药 1 个月，精子总数 5200 万 / 毫升，活动力一般，存活率 54%，异常精子 52%，白细胞消失，阴囊潮湿及抽痛感消失。

遵法守方，继续服药两个月再精液复查：精液 30 分钟完全液化，精子总数 7200 万 / 毫升，存活率 68%，异常精子 20%。

药已中病，嘱其继续每月服药 5 剂，连续 6 个月，以稳定病情。患者服药至第 5 个月其妻已孕，1989 年 10 月剖腹产一男婴。

按语：男性不育症的病因比较复杂，症状表现不一，精液异常导致的不育在临床上多见，其病因不外乎肾亏精虚，阴阳两虚或阴液不足，精室湿热。

二仙汤是阴阳双补的方剂，全方不燥不腻，强肾无燥热之偏，益精无凝滞之嫌，滋阴和阳，阴平阳秘，自有生机。例 1 阴囊冷胀，阳事举而不坚，精液清稀，为肾精虚寒，阳气不足，所以治疗上以二仙、巴戟天、附子、肉桂补肾强精为主，当归补精血，少量黄柏、知母养阴清热，以体现"善补阳者，阴中求阳"。例 2 以精液不液化、湿热偏重为主，阴囊潮湿、热胀、抽痛，小便黄赤，皆为肝经湿热之象，其精子总数偏少又是肾精虚之故，而湿热未除又经常服食三鞭丸、饮酒，大有"温补之药劫尽其阴"之势，所以治疗上以清肝经湿热为主，加大清热药，去当归之辛燥，同时在清热药中用少量二仙、巴戟天益肾填精，以体现"善补阴者，阳中求阴"。

106 例精液异常的中西医结合治疗

精液异常是引起男性不育的主要原因之一，对属于精液异常的男性不育患者的治疗进行辨证分析，分型论治，收到良好的疗效。

一、临床资料

本组病例共 106 例，年龄最小 25 岁，最大的 45 岁；均结婚同居两年以上未避孕而未能孕育，配偶经各项妇检均正常。全部患者均有精液异常的检测报告结果，其中精液量 < 2.5mL 者 37 例，精子计数 < 60×10^9/L，活动率 < 70%，活动力不良者 50 例。全部患者均经全身体格检查、男性专科检查（包括外生殖器、阴毛分布情况、阴茎、睾丸、附睾、精索静脉曲张等）睾丸容积在 12mL 以上。并进行内分泌性激素六项测定、前列腺液常规检查及细菌培养和聚合酶链反应（PCR）测定。检查其是否有淋菌、衣原体、支原体及其他细菌感染。其中，淋菌感染者 15 例，衣原体感染者 22 例，支原体感染者 8 例，其他细菌感染者 2 例，龋齿残根引起感染者 5 例，感染因素引起精液异常占 32.7%。精子抗体阳性者 2 例，高泌乳素者 2 例，睾酮不足 10 例，精索静脉曲张 2 例。经各项检查均无异常，唯精液异常导致男性不育者 38 例。

本组病例按中医辨证分为膀胱湿热、肾虚夹湿热、气滞血瘀、肾阴虚、肾精亏虚、精气两虚、肾阳不足等证型。

二、治疗方法

对淋菌感染阳性者，给予头孢三嗪、壮观霉素、氧氟沙星及氨苄青霉素等交替应用。中医按膀胱湿热辨证论治，给予八正散加味或清解汤（自拟方）：黄柏、瞿麦、木通、车前子、土茯苓、丹参、赤芍、银花、连翘、蒲公英、白花蛇舌草等加苦参、黄芩。待淋菌转阴后，再予补益肾阴之剂，佐以清热之药。用菟柏汤（自拟方）：菟丝子、黄柏、川萆薢、首乌、关沙苑、车前子、女贞子、续断、怀山药、茯苓等。苔腻加苍术，肾阳虚加淫羊藿、枸杞子等。使精液检测正常，直到孕育为止。

对衣原体检测阳性患者给予阿奇霉素、强力霉素、红霉素等清除病原体，并结合内服中药清解汤30剂，待复查衣原体转阴后，再进行辨证，分别给予菟柏汤、加减二仙汤、左归饮、五子衍宗丸加减等。

对支原体检测阳性患者给予红霉素、四环素或氧氟沙星，并给予内服中药清解汤30剂，待复查支原体转阴后，再进行辨证论治。

对有龋齿残根患者，一律先行拔除龋齿残根，然后再进行辨证论治。

睾酮分泌不足的患者，属于中医的肾阳不足、肾精亏虚者，给予补肾益精助阳中药，以左归丸或赞育丹内服，并注射丙酸睾丸素或鹿茸针。

雌激素过高患者属肾阳不足、肾精亏虚，以温肾阳之剂右归丸或赞育丹。

对精子抗体阳性患者，可给予补肾益精法治疗，必要时注射干扰素。

对高泌乳素患者，给予补肾益清法佐以疏肝之品。

对精索静脉曲张患者，给予疏肝理气、活血化瘀之法佐以补肾阳益精之品。

全部患者均以 30 剂中药为一疗程，每个疗程化验一次精液常规。一般诊治 1～3 疗程。

三、治疗结果

1. 疗效标准

治愈：因感染者，病原体检测转阴；临床症状消失，精液常规检查各项指标均正常，或女方怀孕生育。

好转：因感染者，病原体检测转阴；临床症状减轻，精液常规检查较治疗前对比有改善，接近正常值水平。

无效：临床症状无改善，经 3 个疗程后，精液常规检查无变化。

2. 疗效统计结果

本组病例 106 例中，治愈 42 例，好转 59 例，无效 5 例。总有效率 81.52%，治愈率 31.56%。

◉ **病案举例**

病例 1 陈某，男，29 岁，韶关市广播局干部。

结婚 3 年，女方未有孕育，女方曾做通水试验、妇检、基础体温测定，均正常。

男科检查：阴毛分布正常，阴茎无包皮过长，睾丸（双）

15mL，质软无压痛，未扪及精索静脉曲张。

体检：心脏听诊未闻及病理性杂音，双肺听诊未闻干湿啰音。肝脾未触及。

精液检查：外观灰白色，液化良好，精液量 2.5mL，活动率 40%，活动力 0 级 30%、Ⅰ级 30%、Ⅱ级 20%、Ⅲ级 20%，异形 20%，精子数 $40.15×10^9$/L。

聚合酶链反应（PCR）测定：衣原体（CT）阴性、支原体（UU）阳性。

内分泌性激素六项测定：PRL（催乳素）7.5mg/mL，FSH（促卵泡激素）93.5IU/mL，LH（促黄体生成素）101pg/mL，P（孕酮）＜0.1ng/dg，T（睾酮）22.5ng/dg。

患者性生活频率一周 2～3 次，现有症状：时有眩晕、腰酸痛，舌红、苔腻，脉细，形体消瘦，面色苍白。

中医辨证分析：患者一向禀赋不足，肾精亏虚，肾阳不足，故睾酮不足，精液异常不能妊育。但现有湿热之邪滞留下焦膀胱。治疗上先以清利湿热及清除病原体，待湿热清，病原体转阴后，再行补肾精、助肾阳之法。

阿奇霉素连服 2 天，再服红霉素 7 天。中药以清解汤加苍术。连服 15 天，每天 1 剂。后复查支原体阴性，改服菟柏汤加淫羊藿、枸杞子。

连服 6 剂后，再服二仙左归饮加黄芪，补益肾精，助肾阳。处方：山萸肉 12g，熟地 20g，怀山药 15g，黄芪 25g，仙茅 15g，淫羊藿 15g，菟丝子 15g，枸杞子 12g，巴戟天 15g，肉苁蓉 12g，炙甘草 5g，锁阳 12g，首乌 15g。每天 1 剂，连服 30 剂。赞育丹 5g，早晚各服 1 次，连服 30 天。丙酸睾丸素 50mg

肌注，3 天 1 次，连用 10 支。

后再复查精液常规：外观灰白色，30 分钟液化，精液量 3mL，活动率 70%，异形 17%，精子数 120×10^9/L，WBC 4 ～ 7 个 /HP。

再续用上法，并长服赞育丹以巩固疗效。

病例 2 关某，男，30 岁，银行职工。

结婚 3 年余，女方未曾有妊育。女方经妇检，各项均正常。

体检： 心肺听诊未见异常，肝脾未触及，阴毛分布正常，阴茎无包皮过长，睾丸（双）20mL，质软无压痛，未扪及精索静脉曲张。

精液常规检查： 精液量 1.5mL，外观灰白色，30 分钟液化不良，精子数 40.15×10^9/L，活动率 50%，无活动力 40%，异形 20%，WBC10 ～ 15 个 /HP。

性激素六项测定均正常。

聚合酶链反应（PCR）： 淋菌（HGN）阳性，支原体（UU）阳性，衣原体（CT）阴性。

经询问，患者有过冶游史，现在症有尿频尿急，尿道有灼热感，小腹疼痛，舌质红，苔薄，脉细。嘱其女方检查 PCR，淋菌（HGN）亦为阳性，遂夫妻并治。

先以头孢三嗪 1g 静注，壮观霉素 2g 肌注，连及 5 天。并内服中药清解汤加苦参、黄芩、苍术等连服 30 剂。

后复查 PCR，淋菌转阴。尿频尿急，尿道灼热，小腹痛等症状消失。再予以中药滋肾阴、补肾精，佐以清湿热之剂，拟用菟柏汤（自拟方）加淫羊藿、肉苁蓉，每天 1 剂，连服 37 剂后，女方即怀孕，后足月顺产一女孩。

病例3 刘某，男，31岁，粤北荣昌纸品有限公司职工。

结婚4年，女方从未怀孕过。女方经妇检，各项均正常。

体格检查：心音正常，心律整，心率78次/分，双肺呼吸音清晰，未闻干湿啰音，腹部平软，肝脾未触及。无龋齿，咽充血（+）。

男科检查：阴毛分布正常，阴茎无包皮过长，睾丸（双）20mL，质软无压痛，未扪及精索静脉曲张。

精液常规检查：30分钟液化良好，精液量约2.5mL，活动充分20%，活动力一般，精子计数38×10^9/L，WBC 8～10个/HP，异形70%。

聚合酶链反应（PCR）：支原体（UU）阳性，衣原体（CT）阴性。

性激素六项测定结果：PRL（催乳素）36.8mg/mL，FSH（促卵泡激素）8.4mIU/mL，LH（促黄体生成素）13.7mIU/mL，E_2（雌二醇）23pg/mL，P（孕酮）0.86ng/dg，T（睾酮）1032ng/dg。

患者性生活频率3～4次/周，脉弦细，舌淡红有齿印。

辨证分析：根据内分泌测定，该患者的男性不育原因为高泌乳血症；因性生活过频，导致肾阴亏虚，肾精不足，故精液检查精子数目不足；脉象弦细，此乃肝失疏泄；咽痛充血（+），此乃肾阴虚，火炎于上。

治疗上给予滋肾养阴、疏肝清热之法。处方：柴胡10g，白芍30g，山萸肉10g，生地黄20g，丹皮10g，泽泻15g，怀山药15g，茯苓15g，甘草10g，蒲公英15g，黄柏10g，女贞子15g。另早晚各服左归丸5g。

共服14剂后，来电告知爱人已怀孕。

四、体会

　　精液异常引起男性不育的原因很多。对感染因素，如淋菌、衣原体、支原体或其他细菌及龋齿残根引的感染导致精液异常者，大都属中医辨证的膀胱（下焦）湿热。治疗上必须以清利湿热为主，配合干扰素以清除病原体，待病原体转阴后，再行辨证给予补肾阴、益肾精、助肾阳等法，促使精液正常。若不辨病因，一味蛮补，非其治也。在临床上对排除感染因素及内分泌测定性激素六项均正常，只是精子数不足、活动率较差、活动力低的弱精症，大多由于房事过于频繁，导致肾精亏虚者，必嘱其节制性欲，适时（排卵期）同房，以养精蓄锐，再选用调补肾阴的六味地黄丸、知柏地黄丸，滋补肾阴的左归丸，温肾补阳的右归丸、赞育丹、金匮肾气丸等温壮元阳，阴阳两补，促使精子生长旺盛，必能孕育珠胎。再配合食疗之法，可择时进补，如黄酒煮虾、炖鱼肚、煲鹌鹑蛋、炖乌鸡等血肉有情的动物食品，加强补充蛋白质食物以滋补肾精，即能收到良好效果。

前列腺增生致急性尿潴留 1 例

一、典型病例

周某，男，65 岁，1998 年 7 月 18 日初诊。

患者因间歇性排尿不畅 2 年伴尿频、尿急、尿涩痛、尿点滴而下 5 天，从石人嶂矿急入我院外一科。入院后检查诊断为前列腺肥大 3 度；肛检前列腺 2 度增生，质较硬；B 超示前列腺光点分布不均，前列腺常规检查正常。在病房诊治两日效不佳，请中医会诊。患者无发热恶寒，无血尿，伴口干苦、纳差，舌红苔黄腻，脉弦滑。

此为肾阳虚不能化气利水，膀胱积热所致。治宜：温肾阳，清热利水通淋。药用肉桂心 5g，知母 10g，黄柏 10g，金钱草 30g，台乌 15g，冬葵子 12g，滑石 15g，怀牛膝 15g，三棱 6g，莪术 6g，桔梗 8g，海藻 10g，昆布 10g。1 剂后小便稍畅，胀痛等诸症已减，2 剂后小便畅通，3 剂痊愈。随访 3 年未再发。

二、讨论

前列腺增生所致急性尿潴留等症是老年男性的常见症状。《本草从新》："海藻，苦能泄结，咸能软坚，寒能涤热，热瘰疬结核，微瘕阴溃之积聚。"前列腺增生属癥瘕，用海藻、昆布二药，起到泄结软坚攻削作用，有利于急性尿潴留的解除。三焦为决渎之官，上焦不宣则下焦不通，肺为水之上源，此方以桔梗开宣肺气，确有"提壶揭盖"之妙。诸药合用，故取效较捷。《兰室秘藏·小便淋闭门》中"热蕴膀胱，尿闭不通，小腹胀满，尿道涩痛"以滋肾通关丸"清下焦湿热，助膀胱气化"。除此之外，对老年性前列腺肥大者可用温阳利水、软坚化瘀的桂枝茯苓丸加莪术、海藻、炒山甲、怀牛膝、车前子，多获良效。

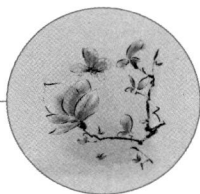

妇科病证论治

从肝论治输卵管积水

输卵管积水是以腹痛、月经不调、带下、Ａ型超声波探量证实腹部液性包块为主症的妇科病。此病近年来在临床上并不少见，在人工流产后、结扎后偶有出现。西医多采用抗感染方法治疗。从中医观点来看，此病一般属于"癥瘕积聚"范畴，如《素问·骨空论》中说："任脉为病……女子带下瘕聚。"《灵枢·水胀》中说："石瘕生于胞中，寒气客于子门，子门闭塞，气不得通，恶血当泻不泻，血不以留止，日以益大，状如怀子，月事不以时下。"《诸病源候论·妇人杂病诸候二》中说："八瘕者，皆胞胎生产，月水往来，血脉精气不调之所生也。"根据本病的症状特点，输卵管积水相当于"石瘕"。

"女子以肝为先天""万病不离于郁，诸郁皆属于肝"，输卵管积水的发生，内因术后胞络空虚，外因忧郁思虑，饮食起居失宜。从实际病例中看到，多数病人术前思想忧郁，顾虑重重，术后证候多表现为肝郁气滞，肝脾不和，冲任不调等，病机为肝、脾、肾三脏功能紊乱与亏损。肝为血脏，主疏泄，性喜条达，若情志怫郁，木失条达，疏泄无权，则气机不畅，气滞血凝，恶血凝聚，日久化为包块，时时腹痛。肝藏血，肾藏精，精血互生，肝肾同源，冲为血海，任主胞胎，精血不足则血海不能充盈，月事不以时下，肝属木、脾属土，土得木疏则健。倘肝郁气滞，横逆侵犯脾胃，以致脾气不升，胃失和降，肾不固摄，则见带下、大便不调、纳差等。因此本病应从肝论治，而不应拘泥于癥瘕积聚的通常治则，偏投活血化瘀、消坚散结。《素问·至真要大论》说："谨守病机，各司其属，有者求之，无者求之，盛者责之，虚者补之，必先五胜，疏其血气，令其条达，而致和平。"治疗癥瘕亦当如是，应审察病机而遣药。

从肝论治输卵管积水可分几个阶段，郁者宜疏，结者宜散，月经前宜疏肝散郁。方用逍遥散加减，药用柴胡、当归、白芍、茯苓、香附、益母草、郁金，痛经者加川楝子、延胡索、沉香，血块多者加红花，乳房胀痛者加蒺藜、枳壳。如有明显小腹冷痛者，为寒凝肝脉，可加小茴、肉桂、蕲艾以温肝暖宫。"虚者补之"，月经后宜滋养肝肾、养血柔肝，方用四二五方加减，药用当归、白芍、熟地、女贞子、旱莲草、菟丝子、枸杞子、桑椹子、金樱子。肾阳虚者加巴戟天、淫羊藿，肾阴虚者加山萸肉、麦冬，使精血充足，冲任源盛，月事以时下。此类病者亦有由于产后、术后过食肥甘而损伤脾胃，使脾胃难以运化、输布和通降，反变为白滑之水液壅阻胞宫，出现白带多、腹胀满、大便不调等症状。方药可选用参苓白术散加柴胡、川草薢，白带量多者可加牡蛎、乌贼骨以缓剂治之，这是"损其肝者缓其中"，固其后天之本。如此疏之、养之、理之交叉使用，标本兼治，使包块渐消于腠理之中。

◉ **病案举例**

黄某，女，37岁。

患者于1984年6月行人工流产及输卵管结扎术。术后1个月出现左下腹疼痛，呈持续性发作，阵发性加剧，常深夜痛醒，上班时痛不能站，月经常推迟 10 ～ 20 天，量多（每次用卫生纸 5 包），有瘀块，白带多，大便时溏，时几日一行，经常感冒、自觉头晕、肢麻耳鸣。在西医院 A 超检查证实左下腹液性包块 3.5cm×2.5cm，诊断为左侧输卵管积水。患者于 1984 年 12 月 5 日来中医就诊。

检查：形体稍瘦，面色萎黄，少言懒语。心肺正常，腹部伤口愈合良好。妇检外阴发育正常，阴道平滑通畅，子宫前倾，大小活动正常，无压痛，左侧附件增厚，压痛明显，右侧附件正常。舌淡红，苔薄黄，脉弦细。

此病辨证为肝郁气滞，冲任不调。

治疗经过：就诊之时适逢月经前，拟予逍遥散加减，连服 2 周，月事按时而至，经量比以前减少，轻微感冒，左下腹疼痛减轻。有经后投四二五方加减，平时服更换健脾丸。

治疗 40 天后到原西医院复查，A 超探查左腹液性包块消失。第二次月经提前 2 天来潮，无血块，月经量不多（用卫生纸 2 包），白带已净，左下腹疼痛完全消失。

随访 10 个月，月经正常，无腹痛，已全天上班。

中药"寿胎丸"抗排异作用

　　"寿胎丸"为张锡纯先生首创，载于《医学衷中参西录》一书，原为预防滑胎而设，正如张氏曰："寿胎丸，重用菟丝子为主药，而经续断、桑寄生、阿胶诸药辅之，凡受妊之妇，于两月之后徐服一料，必无流产之弊。"临证中用其安胎，其效卓著。而邹老用以治疗放环后副反应——急性腰腹痛及出血等，收到了较满意的效果。

　　放置宫内节育环，虽避孕效果可达88%～90%，有安全、有效、取出后不影响生育等优点，但有部分妇女放环后会出现一些副反应，如急性腰腹痛和出血量多或经血淋沥不净等。临床上此类病人不少见，医者切不可等闲视之，更不能简单地责其"神经过敏""精神紧张"，必须设法解除患者的痛苦。

　　宫内节育环的避孕作用原理到目前为止，虽然尚无定论，但较一致的看法是：宫内节育环作为异物，通过局部反应而发挥避孕作用。放环后出现急性腰腹痛，现代医学认为是因为子宫对异物发生反应引起子宫收缩所致，也就是"子宫的排异作用"。子宫收缩，肌肉痉挛导致组织缺血而出现疼痛，疼痛的特点是腰骶和下腹坠痛，类似难免流产时子宫收缩出现的疼痛，疼痛时间是放环后1～2天或行经时、行经后，疼痛多伴有出血。

　　中医学认为疼痛的机理有"不通则痛"和"不荣则痛"两方面，邹老以前对放环后引起的急性腰腹痛总认为是宫内增一障碍，无疑是阻滞气血运行的"不通则痛"之证，临证时治以活血祛瘀、通络止痛，但效果往往不佳，多数又反见疼痛增加及出血增多，故不得不深思，不能不重新审其病机。从时间上看，放环者多是在经净后 3 ～ 7 天内或人工流产后即放置，此时月经方净，正值满溢方亏、阳消阴长之时，生理上冲脉不充盛，胞宫胞脉胞络相对空虚，复因手术所伤，胞中又增一障碍，使得胞宫胞脉胞络暂失精血濡养而见筋脉拘急疼痛，正如《素问·举痛论》曰："阴气竭，阳气未入，故卒然痛……"又"胞脉者系于肾"，胞脉既虚，肾必不盛，腰为肾之外府，故见腰骶疼痛伴有空虚下坠感。此类患者多见痛苦病容，弯腰曲背，以手按腹来诊，腹痛喜按又是虚痛之证。这样看，疼痛发生的时间、生理及临床表现都支持"不荣则痛"之说，与子宫收缩肌肉痉挛，组织缺血之说相吻合。因此，放环后出现的急性腰腹痛是子宫对异物做出排异反应的结果，而宫内节育环宜安不宜祛，所以治疗上以安为主，即"抗排异"，绝不能加强排异反应使之脱出。但活血化瘀药有促进血液循环，消散瘀滞，活血通脉之作用，有些尚兼有催产下胎的作用，而急性腰腹痛伴有出血的患者，出血多无血块，无瘀之象（带环后的出血原因有人认为与凝血和纤溶系统的改变有关），此种情况下不宜使用活血化瘀法，以免有使疼痛增加及流血增多之弊。

　　综上所述，带环后出现的急性腰腹痛与堕胎小产中冲任虚损，胎失荣系之腰腹疼痛性质相似。病机既明，治疗上受安胎法及肾移植抗排异反应（曾有资料报道，把寿胎丸试用于肾移植术后，经观察有一定的保护和抗排异作用）的启发，采用了以补治痛，固摄之法。选用寿胎丸方为主，填补肾精，再加补血得养、行气止痛之品，以养胞系，使精血充足，筋脉得养，脏腑安和，气血流畅，疼痛遂除，排异反应随之而消失。由此可见，寿胎丸方似有抗排异作用，其机理确有待进一步研究。

◉ **病案举例**

黄某，女，30岁，售货员，1987年12月15日初诊。

患者放环后3天腰腹下坠，迫痛隐隐，翻身转侧受碍，伴有阴道出血，量较正常月经多，无血块，色鲜红。次日来门诊求治，见患者下腹耻骨联合上正中压痛，无反跳痛，双侧肾区无叩击痛，月经纸垫上见血色鲜红，遂于常规消毒下用阴窥镜窥视，见阴道内有较多积血，质稀色红，无血块，擦净后见宫口闭，见环尾0.5cm，未见异物嵌顿（未做双合诊）。患者舌质淡红，苔薄白，脉沉细。

此为血虚不荣，气虚不摄血所致。治予填补肾精，补气摄血，方用寿胎丸合举元煎加味。

处方：菟丝子15g，桑寄生15g，川续断15g，阿胶15g（炖），党参20g，黄芪30g，白术10g，升麻6g，甘草5g，鸡血藤15g，艾叶15g。2剂，水煎服。

服药后疼痛遂减，血止，再进3剂，痊愈而上班。

桂枝茯苓丸治疗妇科痛证

妇科痛证是临床上常见的病证，是指妇科经、带、胎、产中的各种疼痛症状。痛证有冷痛、灼热痛、隐痛、胀痛、刺痛、阵痛、抽痛（掣痛）、坠痛、吊痛（牵引痛）、剧痛（绞痛）、疝痛（绵绵作痛），以及小腹痛、少腹痛、时痛时止等轻重缓急不同性质的疼痛，如冷痛多属寒，灼热痛多属热。隐痛和绵绵作痛多属虚，胀痛、阵痛多属气滞积聚，刺痛、吊痛和时痛时止多属血虚气郁，抽痛、剧痛多属气滞血瘀，隐痛多属气虚，小腹痛多属子宫部分病，少腹痛多属附件、盆腔部分病。其发病机理为妇人以血本，以肝为先天，容易肝气郁结，经血瘀滞，不通作痛，或瘀血阻络，瘀阻胞宫胞脉而作痛，也有因肝血不足，经脉失养而作痛。临床上以寒痛较多见，尤其是寒凝气滞和气滞血瘀型，治疗上应依据"通则不痛"的原则。运用活血化瘀、消癥散积的桂枝茯苓丸加味治疗这类妇科痛证，收到良好疗效。

桂枝茯苓丸出自张仲景《金匮要略·妇人妊娠病脉证并治》："妇人宿有癥病……当下其癥，桂枝茯苓丸主之。"全方由桂枝、茯苓、赤芍、丹皮、桃仁组成。方中桃仁、丹皮二味破血祛瘀，消癥散结，但只有活血之功，缺乏温通之力，故用辛温的桂枝以通血脉，消瘀血；芍药缓急以治腹部拘紧疼痛；茯苓导药下行，配合桂枝起到通利的作用。全方有温有行，有化有利，经脉通，瘀血化，邪有出路则病愈矣。

在实践中，验证治病宜宗仲景之法，而不可拘泥于古人之方，随证需要，本方可做加减。如血寒所致的月经后期，经来腹痛，治予原方加重桂枝药量，并加吴茱萸、延胡索以温经止痛。气滞血瘀的痛经，可原方加入失笑散、延胡索、柴胡。对血虚致瘀者，可加入北芪、当归以补气养血。对人工流产后的经闭腹痛，可原方加王不留行、莪术。对慢性盆腔炎、少腹痛、带下量多质稠者，可原方加重茯苓，并加入蒲公英、苦参、皂角刺、樗白皮等。对血热所致的胎动不安，可去桃仁，桂枝减量，加入川连、黄芩、续断、桑寄生。对多虚多瘀的产后腹痛，可去丹皮，加川芎、当归、炮姜。对结扎所致的腹痛可加郁金、延胡索。对子宫肌瘤的经来腹痛，可原方加三棱、莪术、海藻、田七末等。

仲景有"血不利则为水"之论，即血脉瘀滞，阻碍水液正常运行。久病多虚，久病多瘀，因此临床上使用桂枝茯苓丸经常加入北芪、三棱、莪术，加重茯苓药量，而其疗效高低则主要在于方中药量的比例。如用于治疗癥块为患之疾，宫外孕、宫肌瘤、输卵管积水等，宜重用茯苓，可达60g；用于治疗子宫内膜异位症、慢性附件炎等，宜加重桂枝、赤芍的量。

综上所述，此方可治疗妇科经、带、胎、产诸疾所致的痛证。因为本方温中有行，化中有利，使瘀水之邪有出路，所以用途甚广，对妇科以外的痛证亦可施用其方。如男性前列腺肥大引起的尿频、尿急、尿痛，用原方加重茯苓药量至60g，并加入王不留行、莪术、海藻、蒲公英，临床上收到满意的疗效。

本方加石决明、地龙可治疗血瘀头痛。从桂枝茯苓丸的临床运用可窥仲景组方之精，论法之妙也。

⊙ **病案举例**

子宫内膜异位症

曾某，女，34 岁，已婚，干部，1978 年 1 月 2 日初诊。

患者经期小腹剧痛。既往无痛经史，1984 年初结扎后开始经期小腹痛，某医院查诊为"子宫内膜异位症"。曾注射青霉素、庆大霉素、胎盘组织液，内服甲基丸素，经期仍小腹剧痛难忍。经前期小腹冰凉，得热则痛减，大便时腹痛加重，每次行经均须服止痛药方能缓解。月经量时多时少，色暗，有血块，若血块排出量多时，则腹痛减轻。

检查：外阴、阴道正常；宫颈略红；子宫体大小正常，后位，活动欠佳，后壁有大小不等的小结节样物；双侧附件正常。

舌脉：舌质淡有小瘀点，脉弦细。

中医辨证为气滞血瘀，寒凝经脉。治宜活血化瘀，温通止痛。

处方：桂枝 12g，赤芍 12g，丹皮 6g，桃仁 10g，茯苓 15g，生蒲黄 10g，五灵脂 10g，延胡索 12g，北芪 15g。5 剂，水煎服。

1 月 27 日复诊：服上方后，1 月 25 日按时行经，腹痛大减，不用止痛药能坚持上班，仍有小腹发凉。当时适逢春节，嘱月经后服乌鸡白凤丸，每日 1 个，连续 5 天。月经第二天继服上方。

服上方 10 剂后，2 月 23 日经来，仍有轻微腹痛，曾加减使用过橘核、小茴香、荔枝核、台乌。按本方加减共服 30 剂，经期仅第一天有轻微腹痛，不需要服用止痛药，小腹发凉基本消失，经妇科复查，子宫后壁的小结节略有减少，嘱每月经前继服上方5剂，再连续3个月，然后复查。

按语：子宫内膜生长于宫腔以外的异常位置，受卵巢激素的影响，发生周期性的脱落出血，但是血无出路，停留于局部组织中，因而引起腹痛（痛经）。本病是由于死血（瘀血）凝结胞宫，血瘀滞流注于经脉所致。造成瘀血的原因，可能是外受寒凉或气滞血瘀。因为本病的病理实质是死血瘀阻，使用一般活血药难以使之消散，正如有些医家所说："凡人身血方阻尚有生气者易治，阻之久无生气者难治。"所以治疗上选用桂枝茯苓丸为主，行经仍有轻微腹痛，内诊检查宫后壁结节仍未消失，可能是疗程太短，故嘱再治疗3个月。

宫外孕

信某，女，29岁，已婚，干部，1986年4月17日初诊。

患者平素月经周期正常，3月16因停经48天，尿液妊娠试验阳性，阴道少量出血而住医院安胎。次日A超检查，早孕波，未见胎动、胎心。经病人同意行刮宫术，刮出物诊断为"增殖期子宫内膜"，术后阴道大流血，患者拒绝再次清宫，用西药治疗后血止，5天后出现右下腹坠痛，尿液妊娠试验阴性。妇检：子宫右侧可触及一小鸡蛋大软性包块，触痛明显，拟诊为宫外孕，转中医治疗。就诊时见少腹痛，尤以右侧甚，阴道少量流血，血色暗红，病人面色㿠白，舌质淡，边有瘀斑，脉弦缓。

此为气滞血瘀，癥结凝聚。治予活血化瘀，消癥止痛。

处方：桂枝12g，茯苓50g，桃仁12g，丹皮、赤芍、白芍各 10g，延胡索、北芪各 15g。3 剂，水煎服。

4 月 2 日复诊：服药后腹痛减轻，阴道出血增多，排出少量血块，予上方加五灵脂、莪术各 10g。

服药后阴道排出血块若干，取其大者一块经病理检查确诊为"坏变胎盘绒毛组织"，病人腹痛基本消失，阴道出血渐少，再予八珍汤加香附 12g，益母草 15g。

服上方 3 剂后，血已止净，诸证悉除，唯感乏力，头晕纳差，舌淡脉缓。妇检：子宫大小正常，包块消失，左侧附件正常，右侧附件稍增厚，无压痛。投予补气养血、健脾和胃之剂以善后。

随访 3 个月，月经正常，已全日上班。

痛经

邹某，女，27 岁，已婚，工人，1986 年 2 月 1 日初诊。

患者月经到期未潮，腹痛。据述 4 年前因涉水淋雨，时值经水正行而突然停止，从此月事不调，每于经前数日即发作小腹疼痛，并逐日加剧，常伴呕吐、纳差，苦不可耐，俟月经既行始逐渐缓解，月经周期推后，量少有块，色暗红。平素经常便溏痰多，白带清稀。婚后 3 年未孕，按脉濡缓，苔白薄微腻。

此系寒湿搏于冲任，气血运行不畅所致，治以温通祛瘀止痛。

处方：桂枝 12g，赤芍、丹皮、桃仁各 10g，茯苓 15g，吴茱萸、当归各 6g，延胡索 12g。5 剂，水煎服，

服药后于 2 月 6 日月经来潮，腹痛减轻，能坚持上班，便溏、呕吐未作，此次带经 5 天，量较前多，仍有小血块，经后

服养血健脾之剂 3 剂。因病人路远，嘱每次月经前 5 天服上方 5 剂，经后上午服陈夏六君丸 2 钱，下午服乌鸡白凤丸 1 个，连续 5 天。

6 月 28 日复诊：按上法服药后，月经来潮 3 次，诸皆正常。现月事过期 20 天，头晕欲吐，尺脉略滑，似为孕象，尿液妊娠试验阳性，A 超检查为早孕波，嘱无需服药，善为调摄可也。

按语：此类痛经病人临床上多见，除用药外还须讲究服药方法。一般宜月经前 1 周开始服药，以迎而夺之，见经后即停药，月经干净后予养血健脾之剂。需要如此连续治疗 3 个周期，庶能巩固疗效。

中药治疗妇科炎性疾病

　　妇科炎性疾病主要是指盆腔炎、阴道炎、外阴炎等，不论急慢性皆属中医的腰痛、带下、内痛、阴痒范围，从临床症状看，白带的量、色、质均有变化，是妇科临床常见之病。

　　中医认为其病因多是湿热内蕴，下迫胞脉而发。《傅青主女科》曰"带下俱是湿症"，治疗上以清利湿热为主。慢性炎症日久，缠绵不解者，当注意扶正祛邪兼以调脾肾。以阴痒为主的外阴炎，可单纯用中药熏洗坐浴，自拟外洗方：苦参、蒲公英、五倍子各 30g，川椒、百部各 15g。中药蒲公英、野菊花等不但清热解毒，而且消肿化瘀作用力强，据药理研究报道有较强的抗炎作用，临床上在辨证原则下多加此两药，取效佳。

　　妇科炎症性疾病虽然发生在生殖系统，但在发病的过程中除有局部症状和体征外，同时也有不同程度的全身性反应，使患者感到痛苦，尤其是久病不愈的慢性炎症，对此运用中医辨证，应用中药治疗，效果尚佳，兹举临症治例如下。

◉ 病案举例

慢性附件炎

　　朱某，35 岁，已婚，职工，1989 年 4 月 27 日初诊。

　　患者放置宫内节育环 5 年，经常感到下腹胀痛，半年来腹痛频发，带下甚多，经某医院诊断为"慢性附件炎"，用西药治疗症状未减。现在症：带下量多，质如涕如脓，气味秽臭，下腹坠痛，腰酸困倦，尿浊，脉弦，舌红，苔白微浊。

妇检：外阴（–），阴道经产式，宫颈光滑，宫体前位，大小正常，无压痛，双侧附件压痛明显。

此为肝郁脾虚，湿热下注。治以清热利湿，佐以疏肝理带。

处方：黄柏 10g，砂仁 6g，甘草 5g，川萆薢 15g，土茯苓 15g，柴胡 6g，白芍 12g，苍术 10g，白术 10g，川楝子 10g，蒲公英 15g，鸡冠花 15g，败酱草 15g。每日 1 剂，水煎服。

3 日后复诊：腹痛见瘥，带下减少，药已中病，遵法守方再服 5 剂，症状症愈。妇检：双侧附件无压痛，无增粗感。

按语：《傅青主女科》曰："带下俱是湿症。"患者腹痛、带下皆因湿热下注，损伤冲任而作，带多如涕，秽臭，尿浊，舌红脉滑，此乃湿邪偏盛，湿热内滞之象。方中二术、萆薢、土茯苓利水渗湿，黄柏、蒲公英、鸡冠花清热解毒理带，柴胡、白芍、甘草、砂仁、川楝子疏肝理气止痛。

外阴炎

黄某，19 岁，学生，1988 年 7 月 12 日初诊。

患者经后外阴奇痒，灼热肿痛 1 周，心烦不寐，大便干结，白带稀少，尿赤。舌质红，脉滑数。

检查：外阴红肿，尤以右侧大阴唇红肿灼热。阴道液涂片化验：念珠菌、滴虫均阴性。

辨证为肝经湿热，下迫阴器。治宜清热泻肝，消肿止痛。

处方：龙胆草 5g，栀子 10g，黄芩 10g，柴胡 6g，泽泻 10g，车前子 10g，甘草 5g，木通 10g，蒲公英 10g，野菊花 12g。每日 1 剂，水煎服。另紫金锭调白醋外涂，每日早晚各

1 次。

经治疗 3 天后，下阴红肿疼痛大减，局部仍有灼热感，停用外涂药。按原方加减再进 3 剂，症状消失，此证治愈。

按语：厥阴经脉循股阴，过阴器，患者经后阴道疼痛，外阴红肿，此属肝经湿热循络下迫所致。取苦寒泻火之剂，以龙胆泻肝汤去当归，恶其性温，加银花、连翘、蒲公英以加强清热解毒散结之力，配合外用药，促进局部药效的吸收。

霉菌性阴道炎

许某，39 岁，已婚，农民，1988 年 9 月 17 日初诊。

患者：外阴瘙痒，带下量多近 2 年。现在症：带下色黄，质如脓样，有腥臭味，腰酸软，身疲乏力，头晕耳鸣，食欲减退，舌淡苔白，脉沉细。既往顺产 4 胎，人工流产 3 次。

妇检：阴道壁红肿充血，宫颈糜烂。白带涂片检查，霉菌（+++）。

证型：肾元亏损，湿热下注。

处方：党参 12g，熟地 30g，山萸肉 15g，桑螵蛸 15g，补骨脂 10g，淫羊藿 10g，黄柏 10g，白术 10g，蛇床子 10g，苦参 10g，野菊花 15g，蒲公英 15g。每日 1 剂，水煎服，复渣煎。另中药熏洗坐浴，日 3 次，每次 15 ～ 20 分钟。

经治疗 5 天后，阴痒，带下明显减少，食欲增加。上方稍作加减，继续治疗 20 天，带止痒除，体力渐复，余症消失。妇检：宫颈黏膜恢复正常，白带涂片未发现霉菌。追踪 3 个月，白带霉菌阴性。

按语：本病阴痒带下的原因是多产多胎，伤及肾气，下元亏损，封藏失职，带脉失约，任脉不固，复因外阴不洁，湿热虫毒乘虚侵扰，蕴积于下，伤损任带二脉而病发。治予温肾壮阳，填精益气为主。取补骨脂、淫羊藿温肾益火，振奋阳气，熟地、山萸肉补肾填精，滋阴养血；党参、白术健脾益气，扶中束带；用苦参、蒲公英、野菊花、黄柏清热利湿，杀虫解毒；蛇床子补肾阳，杀虫止痒；桑螵蛸收敛止带。配合中药外洗，蒲公英、枯矾、五倍子各30g，川椒、白鲜皮、百部各15g，水煎去渣，趁热熏洗外阴，待适温后坐浴。治疗期间禁止性生活，忌食辛辣等刺激性食物，月经期停止外洗。

宫颈炎

叶某，40岁，干部，1989年10月16日初诊。

患者带下量多，时伴血性之液近2年，经某医院诊为"宫颈炎"，白带涂片检查未见异常，西药治疗2个月效不显，转诊中医。现在症：带多色黄、臭秽，少腹胀痛，舌淡红，苔薄黄，脉细。

妇检：外阴、阴道（－），宫颈糜烂，宫体大小正常，双侧附件无明显压痛。

此辨证为湿热内侵，损伤胞脉。治宜清热利湿，解毒化瘀。

处方：土茯苓30g，鸡血藤15g，桑白皮10g，益母草10g，鱼腥草12g，扁豆花6g，薏苡仁10g，丹参12g，黄柏10g，补骨脂10g，杜仲10g，川续断10g。每日1剂，复渣煎。

服药5天后，带下量减少，嘱其坚持服药30天后复查，带下正常，少腹胀疼消失，宫颈黏膜恢复正常。药已中病，此病告愈。

按语： 此例为慢性宫颈炎，属湿热带下和湿瘀带下的范畴，治之以清热利湿，解毒除秽，活血化瘀。重用甘淡平之土茯苓为主药，以利湿除秽，解毒除秽；薏苡仁、扁豆花既能辅助土茯苓利湿解毒，又有清热之功，而且能入脾，虽清利而不伤正；黄柏、鱼腥草之苦寒能增强清热解毒除秽之力；鸡血藤辛温，能补血行血，益母草同用则补血化瘀之功益彰；桑白皮有敛带之效；补骨脂、杜仲、川续断有补肾气、滋胞脉的作用。全方寒温并用，甘则能补，辛则能开，苦则能燥，寒则能清，温则能行。凡是因湿、瘀、热为患的带下量多，色白或黄，质稠秽浊，甚至阴道灼痛者，连续煎服 20 ～ 30 剂，皆能取效。

妇科炎症性疾病是妇科临床常见之病，尤其是久病不愈的慢性炎症，中医治疗效果较好，说明中药具有很强的清热解毒消炎及杀菌祛腐作用。

慢性炎症多因久病不愈，内伤气血而出现正虚邪恋，虚实夹杂的症状。治疗上必须佐以温肾益气、调脾胃，以扶正祛邪，方能取效。

外阴炎以阴痒为主症，但脉证尚无特殊者，其病变主要表现在局部阴道。治疗上以"瘙痒"为着眼，可单纯用中药外洗，使其药力直达病所，抑杀霉菌，改善局部血液循环，促进新陈代谢，消除局部炎性病变。

清宫解毒饮治疗慢性盆腔炎

清宫解毒饮是广西中医药大学班秀文教授经验方，运用此方加减治疗慢性盆腔炎 94 例，取得较好疗效。

一、一般资料

94 例均系门诊病例。年龄最小 18 岁，最大 48 岁，其中 22~35 岁 62 例，占 66%。罹病于产后（人工流产、自然流产）54 例，占 57%。病程最长 5 年，最短 2 个月。其中 4 例合并子宫内膜异位症，5 例为结核性盆腔炎。

二、诊断依据

临床病例选择具有腹痛、腰骶酸痛、时有低热或带下量多并性状改变者，经妇科检查子宫压痛、活动受限，附件呈索条状、肥厚、压痛明显或有炎性包块。部分患者经 B 超协诊。

三、治疗方法

处方：土茯苓 30g，鸡血藤 20g，忍冬藤 20g，薏苡仁 20g，丹参 15g，车前草 10g，益母草 10g，甘草 6g。每天 1 剂，复煎，分两次服。

腹痛拒按，带下量多，色黄质稠如脓，原方加桃仁、鱼腥草、黄柏；发热口渴，加野菊花、连翘；阴痒兼用药渣加白鲜皮、苦参煎水坐盆熏洗；带下量多，色赤白相兼，味臭，盆腔有炎性包块，原方加川楝子、荔枝核、郁金、路路通等；带下夹血丝，加海螵蛸、茜根；阴道瘙痒，加苍耳子、苦参；月经后期，月经量少，不孕，带下量多，色白质黏腻，去忍冬藤、车前草，加王不留行、苍术、香附、皂角刺、胆南星等；腰骶酸痛，腹痛隐隐，带下量少，质黏稠似血非血，伴有心烦少寐、阴道干涩者，去忍冬藤、车前草、益母草，加山茱萸、何首乌、黄精、炙龟板等；腰脊酸痛，小腹胀坠而痛，加桑寄生、杜仲、骨碎补；带下量多，色白质清稀，加补骨脂、白术、桑螵蛸；带下无痒无臭，加蛇床子、槟榔。

另用药渣加白酒炒热外敷患处腹部相应部位，或用穿破石、细辛、桃仁、皂角刺、三棱、莪术等药研粗末，用水拌湿后装入袋内，隔水蒸 30 分钟，取出敷患处，每日 1 次，每次 30 分钟。月经第 5 天开始，敷 10 天停药，连敷 3 个月。

四、治疗效果

94 例中治愈（症状及阳性体征全部消失）68 例，好转（症状明显改善，阳性征减轻）15 例，无效（症状及妇科体征无明显改善）11 例（其中 5 例为结核性盆腔炎），总有效率 88%。疗程最短 7 天，最长 4 个月。

◉ 病案举例

胡某，28 岁。

患者下腹隐痛 3 年，平素痛经，带下量多。结婚 3 年，同居未避孕也未怀孕。西医检查双侧输卵管堵塞，确诊为慢性盆腔炎、子宫内膜异位症。曾行输卵管通水等治疗，效果不佳。于1990年5月3日就诊中医。症见形体肥胖，下腹疼痛隐隐，腰酸胀坠，带下量多，色白质黏腻，月经期下腹痛，量少有血块，舌暗红苔薄白，脉弦细无力。

妇检：阴道分泌物多，呈脓性，子宫颈Ⅰ度糜烂，宫体后倾，活动欠佳，压痛明显，双侧附件增厚，明显压痛。

中医诊断为带下病、痛经、不孕，辨证为痰湿气滞型。治以理气化湿，活血祛瘀。

月经第1天用原方合桂枝茯苓丸加减，每日1剂，连服3天。月经第5天起用原方去忍冬藤、车前草，加炒山甲、路路通、皂角刺、荔枝核、菖蒲，每日1剂，连服10天。每天除服中药外，兼用药渣加穿破石、细辛研粗末，加白酒拌匀热敷下腹，每日1次，每次30分钟。排卵期停药，下次月经前5天用原方去忍冬藤、车前草，加菟丝子、杜仲、补骨脂，每日1剂。

按此周期用药，连续治疗4个月，自觉症状消失。于1990年10月15日停经50天，B超检查双侧附件正常，并提示宫内妊娠，尿液妊娠试验阳性。

五、体会

慢性盆腔炎是妇科临床常见疾病之一。从病因来看，有寒热湿邪为害，经行产后忽视卫生，不慎房事，多产（反复刮宫），情志不节等不同原因，并与素体因素及经行产后的特殊生理环境有关。病机主要是正气虚弱，胞脉空虚，外邪侵袭而致气血失调，冲任受阻为患，其中"湿"与"瘀"是致病的关键。清宫解毒饮组方严谨，针对病机，重用土茯苓为主药，以利湿除秽；忍冬藤、车前草、薏苡仁甘寒，能助土茯苓利湿解毒，又有清热之功；鸡血藤辛温，能行血补血；益母草辛苦微寒，能活血祛瘀，利尿解毒；丹参一味功同四物，有补有行，与益母草、鸡血藤同用则补血祛瘀，扶正之功益彰；甘草调和诸药又能解毒。全方寒温并用，能清能补，既清热利湿、解毒化瘀，又能扶正养血，故治疗慢性盆腔炎效果显著。

疼痛是盆腔炎的主要症状，本组病人均有腹痛。80% 病人带下量多并性状改变。临床应根据疼痛发生的时间、性质、部位、程序及带下的症状，结合全身体征，辨其寒热虚实而加减用药，除此之外还需要结合妇科检查、实验室检查及辅助检查，做到辨病与辨证相结合，完善本病的诊断。

经方妇科新用

柴胡桂枝汤治妊娠恶阻

何某，35 岁，干部，1991 年 4 月 16 日初诊。

患者首次怀孕，现妊娠 2 个月，呕逆恶食 2 周，头重目眩，口酸苦，胸胁苦满不欲食，食则脘胀，先呕涎，继而吐食，吐后始舒，身体疼痛，舌淡红，苔薄白而滑，脉浮缓微弦。

此诊为恶阻，证属中气不足兼肝郁。治宜疏肝健脾，理气止呕。予柴胡桂枝汤加减。

处方：柴胡、桂枝、法半夏、黄芩各 10g，党参、白芍各 15g，甘草 5g，生姜 3 片，白术 12g，枇杷叶 30g。3 剂，清水煎，分多次少少呷下。

药后诸症悉退，唯疲惫，食欲欠佳。继用小建中汤加黄芪、砂仁，隔日服。2 周后病愈已上班。

按语： 古有恶阻忌升提之说，故禁用柴胡。余以为柴胡不与黄芪、升麻同用，不虑其升，只取其旋转枢纽之力。患者中气素虚，妊娠之初，气血下聚以养胎，中气更为不足，少阳木气郁遏，横逆侮土，因此有种种见症。治以小柴胡舒少阳之枢，桂枝、白芍调营卫、和阴阳，法半夏理气止呕，使肝气舒，中气复，胃气降，诸恙可愈。

乌梅丸治崩漏

温某，24 岁，干部，1989 年 9 月 15 日初诊。

患者人工流产后 1 个月仍阴道流血，淋沥不止。妇科检查，子宫复旧良好，未发现阳性体征。屡服益母丸、黄体酮，肌注珍珠精母注射液、止血芳酸等药，效果不显，经血仍不干净，时有时无。近 3 天来阴道出血陡增，夹有血块，腹痛难忍，拒按，伴阵心悸，烦躁不安，干呕不欲食，头晕肢冷，舌淡，苔薄黄，脉沉细。

中医诊为崩漏。证属上热下寒，虚实夹杂。人工流产后气血亏虚，冲任不固，阴随血失，浮阳上扰，加之此时脉络空虚，寒邪乘虚而入，寒热之邪凝聚血海，冲任失固，导致崩漏。治宜温补冲任，固摄止血，佐以清热。予乌梅丸改汤。

处方：党参、乌梅炭各 15g，当归、炮姜炭各 6g，川黄连 9g，细辛、黄柏炭各 3g，桂枝 2g，川椒、制附子各 5g。3 剂，清水煎服。

药后经血减少，诸症亦减轻，精神好转。继用上方去川椒，川黄连改用 3g，加醋炒白芍、醋炒鹿衔草各 15g。3 剂后经血完全停止，余血消失，病告愈。

按语：乌梅丸寒热并用，有扶正祛邪、调和阴阳的作用。本例为脾肾阳虚，寒热错杂证。投乌梅丸既有阴阳交泰、水火互济、引火归原的作用，又温而不燥，寒不伤阳，从而收到调理冲任、温下清上、扶正祛邪、不止血而血自止的功效。

高泌乳素血症的中医治疗

高泌乳素血症是一种内分泌疾病，血清泌乳素（PRL）>25mg/mL 即可诊断为高泌乳素血症。其临床表现可见溢乳、闭经不孕。中医学无此病名记载，按症状可分属于乳泣、闭经、不孕等范畴。诸症综合而作，则需以症测因。乳房属胃，乳头属肝，乳体属于人之外肾，而肾主月经、主生殖。肾气旺盛，冲任之血充盈，上为乳汁，下为月经。若肾虚胃弱，气血生化之源不足，冲任亏损，则致月经稀少，或经闭。肾虚肝郁，肝气逆乱，血海不宁，随肝气上逆过乳头，溢出则为乳。综上所述，本病病机为脏腑功能失调，气机逆乱，病位在肝、脾、肾，变化在气血。治疗上以滋肝肾健脾为主，可取得满意疗效。

补肾疏肝健脾法：菟丝子 15g，巴戟天 12g，全当归 12g，炒白芍 12g，炙甘草 10g，生麦芽 50g，泽兰 10g，佩兰 10g，栀子 10g，鸡血藤 30g。

滋肾清肝和胃法：生熟地各 10g，山萸肉 10g，泽泻 10g，丹皮 6g，茯苓 10g，怀山药 12g，柴胡 10g，白芍 12g，甘草 5g，当归 6g，白术 10g，栀子 10g，麦芽 90g，香附 10g，郁金 10g，橘核 10g。本方为六味地黄丸和丹栀逍遥散加减。六味地黄汤能益肾助胃养肝盈冲任以调经。丹栀逍遥散加麦芽等药能疏肝降气宁血海以制溢乳。每周服中药 5 剂，月经期停药连续治疗 3 个月。

益肾健脾化痰法：菟丝子 20g，巴戟天 20g，淫羊藿 15g，法半夏 10g，菖蒲 10g，炒柴胡 10g，炒白芍 12g，甘草 5g，川芎 10g，苍术 12g，肉桂 6g（焗服）、炒山甲 10g，麦芽 50g，每周服 5 剂。

上述三法均每周服药 5 剂，两个月为 1 个疗程，可使 PRL 水平明显下降，其相应的临床症状得到缓解或消失，停药后不易复发，但痰湿型疗效较慢，疗程较长。在药物选择上，有溢乳的应在辨证立法的基础上加用、重用麦芽，尤其对肝郁出现的月经稀发、溢乳有较好的改善作用，这可能与麦芽的疏肝功能有关。

习惯性流产的辨治思路

习惯性流产又称反复自然流产（RSA），中医学称"滑胎"。

肾为孕育之本，肾气亏损是 RSA 的主因，安胎重在补肾。脾为孕育之源，"养胎全在脾胃"，安胎亦应重视益气健脾。RSA 与子宫－心－肾轴每一环节的失调有关，安胎不可忽视镇心安神。维持正常妊娠的三要素可归纳为"养胎＋系胎＋载胎"，病机便是"肾虚不能系胎＋心脾两虚不能养胎固胎"，治法公式为"补肾系胎＋健脾养胎＋镇心安神固胎"。

RSA 治疗前要明确胎元已损或胎元无损，准确掌握保胎的指征和时机，切勿盲目保胎。

RSA 在临床上虽有虚、寒、瘀、热等因，但终因胞胎系于肾之理，故治疗上以补肾为主，寿胎丸是补肾安胎的主方。用药时应重视 RSA 病理变化的特性，佐以养心镇静安神或滋阴清热。此外，RSA 患者绝大部分都有不同程度的阴道出血，治疗用药以止血为先，止血安胎标本兼顾。炭类药宜早用，止血越快，预后较好。

运用保产无忧汤治疗胎位不正的体会

胎位不正中医称为"横生倒产"，若不及时纠正，往往容易造成难产，影响母子安全。中医学历来重视妇幼保健工作，对于纠正胎位积累了丰富的临床经验，除艾灸"至阴"穴位外，还可以内服中药"保产无忧方"，具有良好的疗效，并能预防难产。现就保产无忧方的临床运用谈谈自己的体会。

保产无忧方又称为"十二太保"，广泛流传于民间，是中医用来治疗胎位不正，预防难产的有效方剂。清·程钟龄著的《医学心悟》一书对本方的论述最为详细。清·陈修园著的《女科要旨》、清·鲍相璈著的《验方新编》亦收载了本方。保产无忧方之所以能转胎主要是通过药物的作用——"补与撑"，增强母体的自我调节能力，使胎位自我纠正，这是中医辨证法在临床的运用。现试分述之：

一、转胎是母体自我调节的作用

胎位异常虽为临床常见，然而胎位正常者仍属多数，胎儿在母体内能处于正常位置，主要是母体的自我调节能力正常——母体阴血聚以养胎，胎儿逐渐成长壮大，转动有力。而母体腹肌适当松弛，利于胎儿的转动（指骨盆正常者）。因此，临床上胎位不正的孕妇，多为元气不足或阴血亏虚，证见气短、脉沉弱、舌淡无苔，或其职业多数是坐位工作，缺乏活动，母体的气血不足或腹肌过于紧束，致使胎儿无力转动或不能转动，造成胎位不正。说明转胎必须具备环境（母体的腹肌状况）、动力（母体体质），并与胎儿相适应。而胎儿的大小与母体的自我调节能力成正比，胎儿小则容易自转。妊娠 30 周以前的胎位不正，因胎儿较小，若孕妇元气不虚，腹肌能适当松弛，胎位便可以自我纠正（即自转）。妊娠 30 周以后的胎位异常，说明母体的自我调节能力不适应日益长大的胎儿，不能使其自转，此时必须进行转胎治疗。

二、保产无忧方的组成及用法

保产无忧方的组成为川芎 5g，当归（酒洗）5g，白芍（酒洗）6g，荆芥穗 3g，生黄芪 3g，羌活 2g，甘草 2g，菟丝子 3g，川贝母 3g，川厚朴（姜汁炒）2g，蕲艾叶（醋炒）2g，炒枳壳 2g，生姜 3 片，清水煎服。（《医学心悟》原方剂量）

关于保产无忧方的剂量，胎位正常的孕妇在妊娠 28 周后，每月服 2 剂可预防难产，要用原方的剂量。对已发生胎位不正的孕妇，运用本方治疗时，药量必须增加才能奏效。

加减法：气虚明显者可加党参。虚甚者可加红参（另炖）。体质较好者属胎儿紧束，可加苏梗、大腹皮以疏理气机。夹热者可加黄芩。

三、保产无忧方的补与撑

程钟龄在《医学心悟》中指出："新孕妇人，胎气完固，腹皮紧窄，气血裹其胞胎，最难转动，此方用撑法焉。当归、川芎、白芍，养血活血也。厚朴，去瘀血者也，用之撑开血脉，俾恶露不致填塞。荆芥、羌活疏通太阳，将背后一撑，太阳经脉取长，太阳治而诸经皆治。枳壳疏理结气，将前一撑，俾胎气敛抑而无阻滞之虞。艾叶温暖子宫，撑动子宫，则胞胎灵动。川贝母、菟丝子运胎顺产，将胎气全体一撑，大具天然活泼之趣矣。加黄芪者之所以撑扶元气，元气旺则转运有力也。生姜通神明，去秽恶，散寒止呕，所以撑扶元气而安胃气。甘草协和诸药……"

程氏这段话，明确指出本方的主要作用在于"撑法"。针对新孕妇人胎气完固，腹肌过于紧束，气血裹其胞胎，最难转动，方中便有羌活、荆芥入太阳经，以撑开太阳之气，其意不在解表，因为太阳经脉最长，太阳治而诸经皆活。厚朴、枳壳撑开太阴之气，疏通气机，俾胎气敛仰而无阻滞之虞。川贝宣开手太阴肺上焦之气，这样，前腹后背上焦之气同时得以撑开，气机得以通畅，腹肌便适当松弛而不致紧束，为胎儿提供了有利的转动环境。母体的气血为胎儿生长发育之根本，方中用北芪补益元气，川芎、当归、白芍补血养血，气血充足则胎儿转动有力。艾叶、菟丝子补肾暖宫以固胎，起到"托"的作用，使撑而不漏。生姜通神明，去秽恶，以撑扶元气而安胃气。甘草调各诸药。全方"补与撑"结合，大具天然活泼之趣矣。

从后文的病例4服药后的效果来看，显然，属于撑法一类的药物如川厚朴、枳壳、荆芥穗、羌活、川贝母是具有一定松弛腹肌的作用的，可使原来紧束状态的腹肌得以松弛，以利于胎儿的转动。

四、补与撑的辩证关系

在转胎过程中，补与撑是相辅相成，相得益彰的。补是补益母体气血，即转胎的动力，撑是松弛母体腹肌，即转胎的内环境。若胎儿具有转动的能力而无转动的内环境，或只有利于转动的内环境而无力转动，胎位都不可能纠正，所以在转胎过程中必须注意：

第一，补撑兼施，不得偏废，要既补又撑，不能只补不撑或只撑不补。若单纯补，过于紧束的腹肌就得不到改善，反而造成呆补，造成胎儿过于肥大。如有一初产妇，骨盆大小正常，妊娠早期曾患肺炎，早孕反应剧烈，呕吐频频。在妊娠33周产检，胎位为臀位，就诊中医时医生认为此乃气血不足，无力转动所致，给予大剂补气养血安胎之药，忽视了改善转动的内环境（即撑）。患者亦自认为体弱，更大进滋补之食品，待足月临产时仍胎位不正，并因呆补造成胎儿大，不能自产而剖腹，取出一男婴4200g。若撑而不补，虽有转胎的内环境，但无力转动，亦不能达到转胎的目的。又一初产妇，骨盆大小正常，妊娠32周，胎位为横位，就诊西医后按医嘱进行胸膝卧位及艾灸至阴穴2周，无效，再继续2周，仍无效。此时腹肌虽松弛，胎儿却不转动，转诊于余。给服中药保产无忧方3剂，方中重用补气及养血药，两日服1剂，加炖红参。1周后产检，胎位已自然纠正，足月顺产一3300g女婴。

第二，重补重撑要具体分析。对不同的孕妇、不同的情况，要用不同的剂量，权衡补与撑的主次，灵活掌握。孕妇偏于气血不足者，则补重于撑，内服中药同时加炖红参，方中重用北芪 30g，当归 12g，艾叶、菟丝子各 15g，其余药物均为 2～6g。若孕妇初产偏于胎气紧束，可撑重于补，内服中药同时加艾灸至阴穴。方中厚朴、枳壳、荆芥、羌活可各用 5～10g，艾叶、菟丝子各 12g，加大腹皮、苏梗各 12g。有热象者可加黄芩 10g 以清热。

⊙ **病案举例**

病例 1　梁某，女，24 岁，售货员。

该病者为初产妇，妊娠 32 周，经产前检查为胎位不正（横位），骨盆大小正常，经用胸膝卧位及艾灸至阴穴的方法无效，遂来找中医诊治。诊其脉象虚软乏力，舌质淡嫩，苔净。

此属气血不足，胎儿转动无力，加上患者为初产妇，胎气紧束，胎儿难于转动，故产生胎位不正。治以保产无忧方。

处方：生黄芪 15g，川芎 5g，当归 10g，白芍 12g，蕲艾叶 12g，菟丝子 12g，荆芥穗 5g，羌活 5g，川厚朴 5g，枳壳 5g，川贝母 3g，炙甘草 5g，生姜 3 片。清水净煎，复渣再煎服一次。两天 1 剂，连服 3 剂。

在一星期后再经产检，胎位已转正常位置，后足月顺产一男孩。

病例 2　骆某，女，23 岁，某建筑公司职工。

该病者为初产妇，妊娠 30 周，经产前检查为胎位不正（臀位），舌质淡嫩，苔净，脉象虚软。

此属妊娠气血不足，胎儿无力转动，加上新孕妇人，胎气紧束，腹皮紧窄，胎儿难以转动。投以保产无忧方加减。

处方：党参 12g，生黄芪 15g，当归 10g，川芎 5g，白芍 12g，蕲艾叶 12g，菟丝子 12g，川厚朴 5g，枳壳 5g，羌活 5g，荆芥 5g，炙甘草 5g，川贝母 3g。

上方服 4 剂，每两天服 1 剂，复渣再煎服。

服药后，再行产前检查，胎位已转正常，后足月顺产一女孩。

病例 3 方某，女，27 岁，医务人员。

该病者为初产妇，妊娠 34 周，经产前检查为胎位不正（足位），经胸膝卧位无效。诊其脉象虚软，舌质淡红嫩，无苔。

此属气血不足，胎气紧束，故胎儿转动不灵，发生胎位不正。治以保产无忧方加减。

处方：黄芪 12g，川芎 5g，当归 10g，白芍 10g，羌活 5g，荆芥 5g，菟丝子 12g，蕲艾 12g，川朴 5g，枳壳 5g，川贝母 3g，炙甘草 5g，大腹皮 12g，苏梗 12g。

上方每天服 1 剂，连服 7 天，复渣再煎服。

服药后再作产检，胎位已转正常，后足月顺产一男孩。

病例 4 何某，女，26 岁，医务人员。

患者为经产妇，第一胎足月顺产。第二胎怀孕后，一直均做定期的产前检查未发现异常，在预产期前 10 天，再做产检，发现胎位不正，胎儿头部向上，足部已下骨盆（足位），当时即行外倒转术，但腹部肌肉紧张，毫不松弛，无法转动胎位，并且在做外倒转术时患者感觉疼痛剧烈，难以忍受，遂停用外倒转术，改用中医治疗。诊其脉象沉弱无力，舌质淡嫩，无苔，面色稍为苍白。

此属气血亏虚，故胎儿无力转动，胎位固定后腹肌紧束，故外倒转术亦无法转动胎位。因临近产期，嘱其每天服加参保产无忧方 1 剂，连服 10 剂，不间断。在 10 天后再做产检，胎位虽未自然纠正，但腹部肌肉相当松弛，立即用外倒转术矫正胎位。胎位纠正后，并加腹带固定，后超过预产期 10 天，顺产一女孩。

五、临床体会

我们运用保产无忧方治疗胎位不正共 25 例，这 25 例病人均体质较差，属于中医所称的"气血亏虚"。表现为面色较为苍白，舌质淡红嫩滑，苔净，脉象虚软无力或细弱或沉弱。其职业大多数是站立或坐位工作，缺少经常性走路和活动，容易造成胎位不正。其中 22 例均服了 3 ～ 7 剂，胎位获得自然纠正，足月顺产，说明保产无忧方确是具有纠正胎位的效力，诚为良方。无效 3 例，其中一例（病例 4）连服 10 剂后，胎位虽未获得自然纠正，但腹部肌肉相当松弛，为外倒转术取得成功创造了条件。其中一例初产妇经产前检查为内盆轻度狭窄，胎位不正（足位），经连续服了本方 10 剂后，再行产前检查，转为臀位，产时行会阴侧切产下一男孩，体重为 3850g。这个病例一是盆轻度狭窄，二是胎儿过于肥大，所以产时需要侧切助产。另一例为初产妇，体质较差，在妊娠早期患过肺炎，注射过大量青霉素，以后出现妊娠反应，恶心呕吐的症状消失以后，病者自己经常服食数量较多的红参，进食营养丰富的肉蛋类食品，在妊娠 32 周时，产检发现胎位不正（足位），并经 B 超证实，虽然服了 10 剂保产无忧方，但胎位转动不灵。后行剖腹产，取出胎儿体重 4000g。由此可见，胎位不正的孕妇如果经过产前检查，具有骨盆狭窄者，则胎位纠正较难。如果孕妇营养过度，胎儿过于肥大，胎位难于纠正，转动不灵，虽服中药保产无忧方，亦无济于事。

保产无忧方在各家方书中分别被称为"华佗安胎神方""治产秘验良方""保产神效方""保产无忧散"等，又以"十二太保"之称广泛流传于民间，正说明此方不但用于转胎，还能安胎、催生，治滞产及胎死腹中等多种产科病证，《傅青主女科》《中国医学大辞典》《简明中医妇科学》等书中均有详细的阐述。

邹老认为，用以转胎还是《医学心悟》的原方较为适宜，方中的药物不可随意加减，因前人有"只用十二味，不可加减"之说，故使用中加减不宜过多，以免失去其补撑结合之义。妊娠30周以后的胎位不正，一般嘱其隔日1剂，连服3周10剂，多能奏效。

保产无忧方药物多而不杂，配伍严谨，既补又撑，撑中有托，作用面面俱到，胎转无力者服后可使其运转有力，顺产自如，这是医学辩证法在临床上的典范。

室女崩漏 30 例治疗体会

室女崩漏系指年龄 21 岁以下的未婚女子，无生殖器官和全身性器质性疾病，而是由于肾气未充，封蛰精血失职，冲任不固而引起的或崩或漏的疾患。历代中医学者对崩漏的论述甚多，但多侧重于育龄期和绝经期前后的崩漏，对室女崩漏论述甚少，从临床上看，室女崩漏约占崩漏病人的 20%，且具特点，有专门探讨的必要。本病有其独特的病因特点，临床上以阴血不足，阴虚血热型为多见。治予滋阴补水以制阳光，使水足火自灭。方用《傅青主女科》清海丸加减，肝郁化火者酌加黑栀子、丹皮炭、黄柏等，夹瘀者可酌加蒲黄炭、茜根、血余炭之类，久病气虚者可佐以人参、黄芪、牡蛎等，脾肾气虚者可加艾叶、鹿衔草等。

本病病程较长，病人多有不同程度贫血，治疗奏效后以继续调治 3 个月经周期为宜。善后调治重在培补脾肾，益气养血。

邹老曾运用《傅青主女科》清海丸加减治疗室女崩漏 30 例，门诊观察，疗效较为满意。

一、一般资料

30 例均系门诊病人。

年龄：最大 21 岁，最小 12 岁。

病程：最长 2 年，最短 14 天。

出血情况：5 例血净后来诊。25 例有不同程度的出血，其中崩中 3 例，崩漏持续交替 20 天以上 14 例，月经来潮，始终量少，淋沥 1 个月以上者 8 例。

中医分型：血热型 22 例，气虚型 5 例，血瘀型 3 例。

二、治疗方法

原方组成：熟地 25g，玄参 10g，地骨皮 10g，桑叶 10g，沙参 15g，石斛 12g，麦冬 12g，五味子 6g，丹皮 10g，白术 10g，怀山药 12g，山萸肉 12g，白芍 15g，龙骨 25g。

随症加减：阴虚血热型可酌加侧柏炭、旱莲草，肝郁化火生热者可加黑栀子、丹皮炭，夹瘀者可酌加蒲黄炭、血余炭、茜根之类，久病气虚者可加举元煎或黑芥穗、牡蛎等，脾肾阳虚者可佐以艾叶、鹿衔草、炮姜等。

三、治疗效果

止血情况：27 例均达止血，3 例无效。其中，服药 2 剂止血 5 例，服药 6 剂止血 10 例，服药 9 剂止血 7 例，服药 10～15 剂止血 5 例，总有效率为 90%。

疗程观察：治疗 3 个月经周期 15 例，6 个月经周期 3 例，止血后来继续治疗 9 例，服药 6 剂后血未止而停止治疗 3 例（做无效计算）。其中 8 例复发，有 7 例为止血后未继续周期治疗者，复发者继用上法治疗均奏效。

⊙ 病案举例

病例 1 韩某，15 岁，初三学生，1991 年 4 月 15 日初诊。

12 岁月经初潮，周期 22～25 天，行经 5～7 天，半年前因学习紧张，月经超前，每半个月经潮一次，经量一次比一次多，7～10 天始干净，家人给服白洋参、乌鸡白凤丸等药未能见效。某医院妇科检查诊断为青春期功血。经西药人工周期疗法 2 个月，服药期间月经周期及量、色、质基本正常，停药 10 天后又阴道出血，持续 8 天，血净后 2 周又再次阴道出血，转诊中医。就诊时述经血来潮 20 天仍淋沥不止，经色鲜红，无明显腹痛，伴见口苦口干，大便结，寐差纳呆，舌质红舌苔薄脉细。

此证原属素体阳盛，热伤冲任，迫血妄行，缘因出血过多，转而阴血不足，虚火内炽。治宜养血清热，宁静血海。方用清海丸加减：熟地 25g，丹皮 10g，地骨皮 15g，山萸肉 12g，女贞子 12g，旱莲草 15g，白芍 15g（醋炒），鹿衔草 15g（醋炒）、侧柏叶煅炭 10g，怀山药 12g，阿胶 12g（炖化），5 剂。

服上方 3 剂后经血基本已止，唯白带夹血丝，5 剂服完出血完全停止，仍感精神不振，寐差纳呆。继用党参 12g，沙参 12g，茯苓 12g，白术 12g，女贞子 10g，旱莲草 12g，菟丝子 12g，莲须 10g，怀山药 15g，甘草 5g。

5 剂后诸症好转，纳谷正常。周期 27 天再次行经来诊，继用原法治疗，7 天干净。

此后调治 2 个月经周期，经来转归常态，诸症基本消失，追踪半年，未见复发。

病例 2 杨某，18 岁，高三学生，家住矿山，1990 年 9 月

19 日初诊。

14 岁月经初潮，周期 25 天，行经 5 ～ 7 天，经量偏多，每月用卫生纸 3 包余，有小血块排出，时有腹痛。主诉 1989 年 9 月升上高三后月经紊乱，没有周期，经血时停时潮，量时多时少时淋沥不止，失眠心烦，记忆力减退，头痛纳呆，在当地医院治疗，反复使用止血敏、安络血、止血芳酸之类均无明显疗效，每晚要靠服安定片入睡，导致不能坚持学习而停学住院治疗。病情曾一度好转，妇科检查未见阳性体征，准备复读。1990 年夏天，旧恙复发，崩中与漏下交持，持续 2 个月不止，转诊中医。就诊时经血鲜红，量中，无腹痛，面色潮红，头晕少寐，心烦梦多，舌淡红苔薄白，脉弦细无力。

证属阴虚火旺，血海失宁。值此炎夏之际，暑热相加，血海更为沸腾，崩漏交作且色鲜，此《内经》所谓"天暑地热，则经水沸溢"是也。治宜清源遏流，宁静血海，仿清海丸法。

处方：地骨皮 12g，桑叶 15g，竹茹 15g，郁金 10g，玄参炭 15g，丹皮炭 12g，旱莲草 15g，白芍 15g（醋炒）、鹿衔草 15g（醋炒）、白术 10g，沙参 15g，牡蛎 20g，5 剂。

服药后复诊，经血已净，下届月经期近，仍需清息余焰，原法伸展，服经 5 剂，月经来潮，经量稍偏多，无腹痛，7 天完全干净。继用党参 12g，茯苓 12g，白术 12g，炙甘草 6g，浮小麦 10g，大枣 5 枚，首乌 20g，菟丝子 12g，女贞子 10g，旱莲草 12g，牡蛎 20g，淫羊藿 12g。5 剂以善后调治。

此后每于经前经后各服药 5 剂，治疗 6 个月经周期，崩漏得止，经来转归常态，诸症消失。追踪半年未见复发，已复读。

四、体会

1. 室女崩漏有其独特的病因特点

《素问·上古天真论》指出："女子七岁，肾气盛，齿更发长；二七而天癸至，任脉通，太冲脉盛，月事以时下，故有子；三七肾气平均，故真牙生而长极……"说明女子生长发育始于肾，肾－天癸－冲任－胞宫直接担负女子生长、发育、月经、孕育的生理作用。月经初潮说明肾气初盛，必须到三七，生殖系统才发育成熟，这7年时间，室女不但处在长身体阶段，更是长知识的黄金时代。学习工作较为紧张，且感情脆弱，稍不顺心，容易情志抑郁，郁久化火，灼伤阴血，肝肾阴虚，虚火内炽，热扰胞宫，迫血妄行，或纳食偏少或择食偏食，以致生化之源不足，不能充实肾精。肾阴为之不足，正如李东垣所说："女人血崩，是肾水阴虚，不能镇守胞络相火，故血走而崩。"总之，皆因精亏阴伤，阴虚无以制阳，使肾－天癸－冲任－胞宫平衡关系遭到破坏，而发生崩漏，崩漏日久或崩漏频发，气随血失，导致（气血两虚）脾肾气虚。

2. 临床特点

（1）室女崩漏临床上以阴血不足，阴虚血热型为多。证候表现为少数月经周期延长，多数月经周期缩短，一月二三潮，或经期紊乱，量多如崩，或崩漏交替出现，或淋沥日久不止。

（2）室女羞涩，经事隐而不言，常因暴崩或久漏才启齿相告，有的甚至漏血半年之久始来就诊。也有的室女及家属错认为崩漏是因为体虚，竟自己乱服补药或补品，直到无法止血才来就诊。因此本病病程较长，病人多有不同程度贫血，治疗奏效后以继续调治 3 个月经周期为宜，善后调理重在培补脾肾，益气养血。

3. 治疗原则

止血、培本、调经是室女崩漏的治疗大法。

止血以滋阴凉血为主。室女崩漏以肾水阴虚，虚火内炽为多，法当滋阴补水以制阳光，使水足火自灭，从而达到止血的目的，即使是气虚型或血瘀型也应在补气摄血或祛瘀止血的主方中加入滋肾阴药物。正如傅青主指出的"不用补阴之药，则虚火易于冲击，恐随止随发，以致终年累月不能痊愈者有之，是止崩之药不可独用，必须于补阴之中行止崩之法"，故邹老常用清海丸加减作为正治。方中重用熟地、玄参以滋肾壮水，即"壮水之主，以制阳光"之意，佐以地骨皮清至阴之热，桑叶滋肾敛血；沙参、石斛滋水之上源以收降火之效；麦冬清心养阴，五味子益精滋肾，以敛君相二火；更以丹皮直泻肝肾伏火，白术健脾摄血，山萸肉、白芍柔肝藏血，怀山药补脾肾，龙骨收涩。全方补阴而无浮动之虑，缩血而无寒凉之苦。对崩血量多或久漏不止者加用止血药实属必要，可选用地榆炭、侧柏炭、艾叶、阿胶、牡蛎、黑栀子等。

培本调经，"本者脾肾也"。肾为先天，人身阴液之根本；脾为后天，生血之源，有统血之功。崩漏一旦止血奏效后，必须及时善后调治，重在增补脾肾。培本之药常选用党参、白术、茯苓、北芪、怀山药、女贞子、旱莲草、淫羊藿、首乌、菟丝子、杜仲、莲须等，并应适当增食血肉有情之品，以充实造血物质基础，但宜平补滋补为宜，切忌辛热助阳之品。

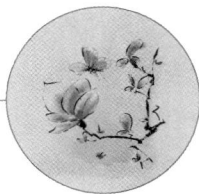

方药应用

补肾益精药微量元素的分析

补肾益精药具有补肾助阳、填精益髓的功能，适用于肾气不足、肾精亏虚而引起的男子阳痿、早泄、精液异常导致的不育，妇女月经失调、闭经、宫寒不孕等症。

肾为元气之根，肾藏精，主藏"生殖之精"。《内经》言"肾者主蛰，封藏之本，精之处也"。"肾气旺盛，真阴充足，男子精盛，女子任脉通，太冲脉盛"，若"两精相搏"即能孕育新的生命。

在临床上发现许多男性不育患者的精液检查中存在着精液异常现象，如精液不足、精液稀薄、精子数量不足，或精子活动力差或死精过多，或畸形精过多等。有研究资料表明，这是由于人类社会的生存环境日益恶化，种类繁多的化学稀释剂、杀虫剂、洗涤剂的残留及过多有害金属如铅、汞、镉等使空气、水、土壤及众多食物受到污染，以及使用塑料制品、服食某些化学药物，再加上不良的生活习惯如嗜烟酗酒、滥交，均可造成精子数及精子活力大幅度下降，畸形精子成倍增加。

近年来，随着男性学科的发展，医学界已认识到微量元素对男性生殖功能影响很大。精浆中的微量元素锌、铜、铁、锰、钙、镁的浓度与精子质量有关，能促进精子的生成，对生育有一定的影响。

精液异常导致的男性不育患者多为"肾精亏虚"。而补肾益精药的有机成分大多具有作用于下丘脑－垂体－睾丸轴系统，及促进性激素样作用，能促进男女性腺机能，还含有对精子生成有促进作用的微量元素。因此，我们选择补肾益精药中使用频率较高的 35 种进行微量元素的分析研究，以期在辨证论治的基础上，选择相应的微量元素含量高的中药进行治疗。

一、设备与方法

材料：样品除鹿角胶为原药材外，其余 34 种样品均采用饮片精制颗粒。

仪器：GBC-902 原子吸收分光光度计（澳大利亚），721分光光度计（上海分析仪器厂），JP-2 极谱仪（成都仪器厂）。

试剂：硝酸、高氯酸、氯化锶均为 GR 级，亚硫酸钠、氢氧化铵、氯化铵、高碘酸钾、钼酸铵、抗坏血酸、氢氧化钠、蒸馏水（二次蒸馏水）。

样品处理：称取试样 1～2g 于 30mL 高型烧杯中，加10：3 的 HNO_3：$HClO_4$ 溶液 10mL，盖上表面，放置过夜，移至电热板上低温缓慢消化，若有黄色，补加 10mL HNO_3 继续加热至近干，用 2～3mL HNO_3 及适量蒸馏水，微热，溶解残渣，移到 25mL 容量瓶中，定容，待测。

测定方法：原子吸收分光光度法，具有灵敏度高、准确度好、分析速度快、设备及操作简单等优点，因此试样经硝酸、高氯酸消解后，按各元素测定条件，同时测定标准和样品溶液的浓度，经计算，得出各元素含量。同时做空白对照。

可见分光光度法：在酸性溶液中，控制酸度为 0.45%～

0.60mmol/L，磷与钼酸铵作用（钼酸铵浓度为 0.15％～ 0.45％）生成可溶性磷钼杂多酸，用抗坏血酸还原为钼，其颜色强度正比于磷的含量。因此，取上述消解后的溶液，加入 2.5％ 的钼酸铵溶液 5mL，2％ 抗坏血酸 2mL，用水稀至 30mL，摇匀置电热板上，加热至沸，迅速取下，在流水中冷却至室温，移入 50mL 容量瓶中，用水稀释至刻度摇匀，于 721 分光光度计上测定，波长 720nm，比色杯为 2cm，测量吸光度，绘制标准曲线，查得浓度，计算其含量。同时做空白对照。

二、结果

测试分析结果（每克生药含微量元素以微克计，μg/g PPm）表明补肾益精药中锌铜、铁、锰、钙、镁的含量非常丰富。其中，含锌较高的中药有仙茅（174.9）、龟板（169.5）、五味子（166.4）、鳖甲（156.4）。含铜较高中药有益智仁（14.3）、海螵蛸（12.7）、牡蛎（25.7）、补骨脂（10.07）、仙茅（10.7）。含锰较高的中药有丁香（456.31）、首乌（301.7）、淫羊藿（209.48）、仙茅（210.7）、续断（164.50）、五味子（163.65）、沉香（160.9）、金樱子（139.17）、丁香（131.1）、骨碎补（128.71）。含钙较高的中药有淡附片（21048.2）、骨碎补（12478.7）、淫羊藿（12195.5），仙茅、鹿角胶、龟板、桑螵蛸、小茴香的含量均＞10000。含铁较高的中药有首乌（4760.3）、五味子（1312.7）、牡蛎（1042）。含镁较高的中药有杜仲、芡实、沙苑子、蛇床子、五味子、女贞子、菟丝子、补骨脂、山茱萸、益智仁、仙茅、海螵蛸、丁香、山药、淫羊藿、熟地、骨碎补、巴戟天、续断、淡附片、首乌、桑螵蛸。

三、小结

根据研究资料表明：锌元素与生殖功能的关系极为密切，参与男性生殖生理活动过程，助长和维持性的机能，提高精子数量，参与睾丸酮的合成，充养生精上皮和精子活力，因此锌元素被誉为"生命要素"。男子不育患者的精液中锌明显下降，而服用补肾壮阳药后，症状改善，精子数量及活动力增高，精液锌的浓度也大大增加。

锰元素是维持生命所不可少的元素，给鼠缺锰饮食，除减慢身体生长外，还出现睾丸变性，附属性腺萎缩，性欲低下和不育。和锌一样，锰缺乏可阻止精子发生，因为锰被睾丸吸收后参与精子的生成。

铜元素在睾丸内的含量为锌的1/20，是精液内的正常成分，铜元素也是人体必需的微量元素，是铜蛋白的组分，有助于铁的吸收和利用。铁元素也是人体必需的，组成血红蛋白、细胞色素、铁硫蛋白，是主要的过渡金属。镁元素是人体的酶、骨骼的重要成分。钙元素是人体骨骼、牙齿的主要成分，为神经传递的肌肉收缩所必需。

治疗男性不育的病症，根据辨证（宏观辨证），结合精液检查（微观辨证），然后根据病情分析，合理选择使用含锌、锰丰富的补肾益精药来治疗精液异常的患者，以促进精子数量的增多和精子质量的提高。

逍遥散的临床应用

　　逍遥散是中医最常用的方剂之一，往往应用于妇科疾病及一些内科疾病中，对属于肝郁脾虚型的病者具有良好的疗效。

　　逍遥散是宋代和剂局方，由柴胡、当归、白芍、茯苓、白术、甘草、薄荷、生姜等组成，功能疏肝解郁，养血健脾。主治肝郁脾虚，症见头昏目眩，头痛，两胁疼痛或不舒，妇女可有乳房胀痛，胃纳不佳，大便溏泄，脉弦细或弦虚，舌质淡红，苔薄白等。方中以柴胡疏肝解郁为主，当归、白芍养血调肝，白术、茯苓健脾利湿，甘草调和诸药，或加薄荷辛凉、生姜辛温助柴胡以疏解肝郁为药引。

　　临床运用的加减法：对肝气郁结，气滞血瘀引起的痛经，可用逍遥散加丹参、香附、益母草，行气活血，调经止痛。对肝气郁结引起的月经不调者，可用逍遥散加生地（黑逍遥散），或加青皮、香附、台乌等行气调经。对乳癖属于肝气郁结者，可用逍遥散加荔核、橘核、黄皮核，行气散结。对于妇女经来头痛，亦可用逍遥散加薏苡仁、绵茵陈、山楂等，祛湿解郁。对于慢性胆囊炎属于肝郁脾虚型者，可用逍遥散加川芎、白芷祛风止痛，或加菊花、钩藤、白蒺藜等平肝息风。对于无黄疸性肝炎属于肝郁脾虚型者，可用逍遥散加香附、郁金、绵茵陈疏肝利胆，或加丹皮、栀子凉肝利胆。对于早期肝硬化，亦可运用逍遥散加鳖甲、丹参、莪术、三棱等软坚化瘀。对于妇女的早期高血压属于肝郁化火，肝阳上亢者，可用逍遥散加丹皮、栀子（丹栀逍遥散）凉肝泻火降压。以上诸病皆能获效，兹举如下案例以说明。

◉ 病案举例

痛经

黄某，女，22 岁，未婚。

患者近 4 个月来，每次月经来前小腹胀满，脾气焦急，心烦，经来时小腹疼痛加剧，经色紫瘀而夹有结块，经行不畅，量不多，舌淡，苔薄，脉弦。

此属肝气郁结，气滞血瘀。治以疏肝解郁，养血活血。方用逍遥散加味。

处方：柴胡 10g，当归 10g，白芍 12g，白术 12g，茯苓 10g，甘草 5g，益母草 15g，丹参 15g，香附 12g。

连服 3 剂，痛经消失，下次月经来潮时痛经亦未发生。

按语：痛经发生的主要原因有气滞血瘀或寒凝血瘀。本例属于肝郁气滞，因肝藏血，妇女以血为本，肝气郁结，气滞必血瘀，气血不畅通则会产生痛经。故用逍遥散疏肝解郁，养血调经，加丹参、益母草、香附理气活血，气血通调则痛经自然缓解。

月经不调

张某，女，18 岁，未婚。

患者月经不准期，或前或后，经量时多时少，经色淡红，经前小腹胀痛不舒，连及胸肋乳房，情绪焦躁易发脾气，面色淡黄，胃纳不佳，舌淡红，苔薄白，脉弦细。

此属肝气郁结，以致月经先后无定期，用逍遥散加减治疗。

处方：柴胡 10g，当归 10g，白芍 12g，生地 15g，白术 10g，茯苓 12g，香附 12g，台乌 12g，苏梗 12g，生姜 3 片，薄荷 5g。

每个月服 5 剂，连服 2 个月后月经正常。

按语：月经不调属于先后无定期者，缘由肝气郁结，气滞则血液运行失常，血海不宁则乱，故月经先后不定期，时而提早，时而推迟。足厥阴肝经循行于乳房、两胁肋、小腹，肝气郁滞，故见乳房、两胁、小腹胀痛不舒。肝郁则肝气不能条达疏泄，故情绪烦躁易怒，面色淡黄，胃纳不佳，为肝气郁结，横逆犯胃，脾胃虚弱。脉弦为肝气郁结之象。故以逍遥散疏肝解郁，更佐以生地滋养阴血，台乌、苏梗、香附顺气调经。肝郁得舒则月经调匀。

乳癖

邓某，女，33 岁，已婚。

患者左乳房旁起蚕豆大的结块 2 个，活动、柔软，在每次月经来潮时，胀痛加甚，时或有闪痛感觉。由于病者思想上经常怀疑自己患上乳腺癌，因此在情绪上抑郁不乐，易发脾气。后经病理切片检查确诊为"乳腺囊性增生"。舌淡红，脉象弦细。

此属肝气郁结，气滞凝阻于肝经。治疗用逍遥散加味。

处方：柴胡 10g，白芍 15g，当归 10g，白术 10g，茯苓 15g，甘草 5g，青皮 5g，香附 12g，橘核 15g，荔核 15g。

服 3 剂后乳房胀痛减轻，并在每次月经前 7 天服药 7 剂，连服 3 个月后结块变小，逐渐消失。

按语： 足厥阴肝经循行于乳房，肝气郁结凝聚成块状的囊性增生物。治以逍遥散疏肝养血，加青皮、香附、橘核、荔核等行气散结。肝气条达，疏泄无阻，故病可告愈。

带下

何某，女，35 岁，已婚。

近几个月来经净后白带增多，质稀，并有头晕纳呆，面脸略带虚浮，舌淡红，苔薄腻，脉弦虚缓。经妇科检查为宫颈炎。此属脾虚湿重，血虚肝郁。治宜逍遥散加味。

处方：柴胡 10g，白芍 15g，当归 10g，白术 18g，茯苓 25g，甘草 5g，土茯苓 15g，车前子 10g，鸡冠花 12g。连服 5 剂，遂愈。

按语： 白带的主要病机为脾虚湿重，湿浊下注，带脉失于约束。若肝气郁结，不能疏泄脾土，脾虚不能运化水湿，而形成白带。故以柴胡、白芍、当归疏肝养血，重用茯苓、白术健脾利湿，更助以土茯苓、车前子利湿止带，鸡冠花清湿热止带下。

经来头痛

赖某，女，28 岁，已婚。

患者每月于月经来潮时头痛发作，已超 6 个月，头痛尤以颠顶为甚。而且有麻木感，疲乏，胃纳呆滞，面色青黄，舌淡红，苔薄白，脉弦细。经检查诊为血管性头痛。曾服过去痛片、利眠宁，注射过胎盘组织液及维生素 B_1、B_{12} 等针剂无效。

中医辨证认为证属肝血不足，肝郁脾虚，治疗用逍遥散加味。

处方：柴胡 5g，白芍 15g，当归 12g，白术 12g，茯苓

15g，甘草 5g，川芎 6g，白芷 12g，菊花 10g，钩藤 15g。服上方 5 剂后，头痛消失，并于下次月经来潮前 7 天，再服 3 剂以巩固疗效。

按语： 足厥阴肝经上达颠顶，肝血不足，不能上荣头目，虚风内动，故可产生头痛或眩晕等症。月经来潮后，血海空虚，肝血更感不足，故以当归、白芍、川芎、白芷等养血息风，钩藤、菊花平肝息风，更佐以柴胡疏解肝郁以调达肝气，白术、茯苓健脾以俾血液生化之源健旺。

慢性肝炎

张某，女，15 岁，学生。

患者自觉疲乏，胃纳不佳，面色萎黄，肝区略有疼痛已起年余。巩膜无黄染，肝在肋下 1.5cm，小便时或黄色，舌淡红，无苔，脉弦细。月经在 14 岁来潮后，常隔几个月来一次，量少，色淡。肝功能检查：转氨酶 250IU、麝浊 12 IU，硫酸锌浊度 14 IU，脑絮试验（++）。诊断为慢性无黄疸型肝炎。

此属肝郁脾虚。方用逍遥散加味。

处方：柴胡 10g，白芍 12g，当归 10g，茯苓 15g，甘草 5g，绵茵陈 15g，麦芽 15g，薏苡仁 25g。

连服 30 剂，症状好转。肝功能复查各项均转正常范围。

按语： 无黄疸型肝炎属于中医胁痛的范围。该病者因肝血不足，肝失所养，肝气不舒，故肝区疼痛。脾虚不能运化水谷，故胃纳不佳，疲乏，面色萎黄。肝郁而有湿热，故小便微黄。肝血虚则月经量少色淡而衍期，故以白芍、当归养血调肝，柴胡疏解肝郁，白术、茯苓健脾，甘草调和诸药，更佐以绵茵陈、薏苡仁、麦芽健脾疏肝而清利湿热。

慢性胆囊炎

卢某，男，39岁。

患者右肋下（胆囊区）疼痛，呈阵发性，痛时连及右肩背，每于劳累及恼怒后发作。经超声波检查证实为胆囊炎。患者面色微赤，常自觉烦热焦躁，失眠，胃纳较差，舌质淡红，苔薄，脉弦有力。

此属肝胆气郁，并有蕴热。方用丹栀逍遥散加味治之。

处方：柴胡10g，白芍15g，当归5g，白术10g，茯苓15g，甘草5g，丹皮10g，栀子10g，郁金15g，绵茵陈30g，香附子10g。执4剂服后疼痛缓解。

按语：肝胆相为表里，肝气郁滞，胆亦不能疏泄，故胆区疼痛。脉弦，常觉烦热为胆有郁热。故以柴胡、白芍、香附、郁金、绵茵陈疏肝利胆为主，丹皮、栀子清泄肝胆之热。更反佐当归辛温养血以免丹皮、栀子过于苦寒。用茯苓、白术健脾。

早期肝硬化

许某，男，34岁。

患者两年前曾患过黄疸型肝炎，黄疸消退后失于调治。肝区经常疼痛，肝在肋下2.5cm，质硬度中等，巩膜无黄染，颈及胸部可见有蜘蛛痣，并有肝掌。胃纳不佳，苔薄腻，脉弦细。肝功能检查：转氨酶150IU，总蛋白4.5g，白蛋白3.4g，球蛋白3.1g。诊断为早期肝硬化。

此属肝气郁结，久则气滞血瘀而成为积聚。方以逍遥散加味治疗。

处方：柴胡10g，白芍15g，当归10g，白术10g，茯苓15g，甘草5g，山楂30g，丹参15g，鳖甲25g。

循此法加减，连服 3 个月，症状好转，调理而愈。

按语：早期肝硬化属于中医所称的"痞块"或"积聚"。肝藏血，肝气郁滞，日久则血瘀不行，积聚成形。治疗上以疏肝行气，活血化瘀，软坚散结为主，用逍遥散加活血化瘀软坚的丹参、山楂、鳖甲、乌贼骨、麦芽等。

高血压

朱某，女，43 岁，已婚。

患者头昏头痛已有半年，形体结实，面色带青，舌淡红，脉弦有力。血压 160/100mmHg。

此属肝郁有热，肝阳偏亢，治宜疏肝清热，平肝降压，用丹栀逍遥散加味。

处方：柴胡 6g，白芍 15g，当归 6g，白术 10g，茯苓 15g，甘草 5g，丹皮 10g，栀子 10g，石决明 30g（先煎），钩藤 30g（后下）。

服 2 剂后，血压降至 120/80mmHg，继以清热平肝以善后。随访 1 年内，血压稳定在正常值范围。

按语：高血压属中医眩晕范围。本案例的高血压属肝阳偏亢，肝郁化热，以逍遥散清泄肝经郁热，更加钩藤平肝降压，石决明镇肝息风。

逍遥散的主要功能为疏肝解郁，养血健脾。针对肝郁脾虚引起的一些疾病如妇女的痛经、月经不调、白带、乳房疾患，以及慢性肝炎、慢性胆囊炎、肝硬化、高血压等都可运用逍遥散，结合辨证论治进行灵活加减，可以达到异病同治的效果。

逍遥散对属于肝郁脾虚型的妇科疾病尤为适宜，因妇女以血为本，肝藏血，体阴而用阳，肝不条达疏泄则导致气机郁结，而引起月经不畅、经量不多等症状，"不通则疏"，可以用逍遥散进行加减治疗。如果月经失调，经量过多，淋沥不净或崩漏属于肝肾不足，冲任不固，就必须应用补肝肾、固冲任的方法来治疗，就不是逍遥散的适应证了。

运用逍遥散治疗属于"肝郁脾虚"的疾病，应结合各病种的特点进行辨证论治，要根据其证有兼寒、兼热、兼虚、兼实的不同，或以气滞为主，或以血虚为主，或以脾虚为主，用药上应有所侧重，加减亦需灵活，自能提高疗效。

桂枝新加汤临床新用

桂枝新加汤出自汉代张仲景著《伤寒论》，原书记载的桂枝新加汤为桂枝汤加重芍药、生姜用量，加人参组成。原文为："发汗后，身疼痛，脉沉迟者，桂枝加芍药、生姜各一两，人参三两新加汤主之。"（62 条）治疗因发汗太过伤阳耗阴，津液受伤，营血不足，不能濡养筋脉而产生身疼痛。脉沉提示表无外邪，属里，脉迟说明阳气不足，营血亏虚，心脉失养，无力鼓动所致，主里虚，属气阴两虚证。

邹老根据桂枝新加汤养营通阳、补气益阴的功效，在临床中应用于自汗症、产后自汗症、心动过缓、眩晕属于营血气阴两虚者，取得满意疗效。

一、案例

自汗症

丘某，女，45 岁。

患者患自汗症已年余。现患者自汗量多，动则汗出更甚，常湿透内衣。并伴有头晕，气短，心悸，面色萎黄而晦暗，声音低怯，精神疲乏，舌质淡嫩，苔净，脉象沉细弱而缓。血压85/60mmHg，心脏听诊未闻明显的病理性杂音，心律齐，心率66 次 / 分，肺部听诊未闻干湿啰音，肝脾未扪及。询之患者以往患有子宫肌瘤 10 余年，每次月经量多，淋沥不净。于 1 年前已做子宫切除术。心电图示心肌劳损。白细胞 $6.5×10^9/L$，血小板 $130×10^9/L$。

证属气阴不足，营卫失调。自汗量多乃卫阳虚弱，失却固外功能，致使营阴外泄。以往有子宫肌瘤引起的失血，致阴血亏虚，术后体质更弱，形成气血两亏，故见面色萎黄、眩晕气短、心悸等症。脉沉细弱而缓，说明表无外邪，纯属里虚证。治以调和营卫，益气固表，敛阴止汗。给予桂枝新加汤加味。

处方：桂枝 10g，白芍 20g，生姜 10g，大枣 7 枚，党参20g，黄芪 20g。每日 1 剂。

连服 7 剂后自汗已止。

产后自汗症

何某，女，27 岁。

患者产后自汗出已 9 天。患者为初产妇，足月顺产，在产后第 2 天开始自汗出，大汗淋漓，湿透内衣，伴有口渴、头痛，舌质淡嫩无苔，脉象虚软无力。

证属气阴两虚，营卫失调。卫阳不固，营阴外泄，故见自汗量多。汗为心之液，营阴亏耗，故见口渴、头痛，乃气血亏虚不能上荣于头部。脉象虚软，舌质淡嫩，均属气血两虚之症。治以补气益阴，调和营卫，固涩止汗。方以桂枝新加汤加味。

处方：桂枝 10g，白芍 20g，党参 20g，黄芪 20g，生姜15g，大枣 7 枚，炙甘草 6g，龙骨 25g，牡蛎 25g，五味子 10g。

3 剂后汗止。续以黄芪八珍汤治之调补气血善后。

心动过缓

黄某，男，52 岁。

患者胸憋闷，心悸已年余。患者伴有面色萎黄，舌质淡嫩无苔，脉沉细弱而迟缓。心电图示心动过缓，56 次 / 分，阿托品试验：90 次 / 分，属正常。体检：咽部无充血，扁桃体无肿大，无龋齿。心脏听诊未闻明显的病理性杂音，心律齐，心率 56 次 / 分，肺部听诊未闻干湿啰音。

证属气阴两虚，心阳不振。治以桂枝新加汤加味，调和营卫，扶阳益阴。

处方：桂枝 10g，白芍 20g，炙甘草 10g，生姜 15g，大枣 7 枚，附子 10g，党参 30g，黄芪 30g。

连服 30 剂后，胸闷、心悸症状缓解，心电图示大致正常，心率 68 次 / 分。

眩晕症

史某，男，56 岁。

患者眩晕 3 个月余，并有颈椎骨质增生。患者眩晕，发作时天旋地转，如坐舟车。眼球震颤（－），血压 90/60mmHg，心肺听诊无异常。心电图：心动过缓，60 次 / 分。初投以益气养血的归脾汤不效，又改用祛风活血通络之剂亦不见效。后根据脉迟缓，病属心阳不足，营阴亏耗，不能上荣头目而致眩晕，遂选用桂枝新加汤加黄芪、附子以增强温阳益气，调其营卫之功效。

服上方 5 剂后，眩晕基本缓解。再予 5 剂以巩固疗效。

二、体会

桂枝新加汤原为治疗太阳病风寒外袭的表虚证发汗后，津液受损，气阴两虚，营血不能濡养筋脉而产生周身疼痛者。其病机为营阴不足，气阴两虚，营卫失调。根据桂枝新加汤的功效和表虚证的病机为营卫失调，伤阳耗阴，故将之运用于内科疾病的表无外邪的自汗症、产后营卫失调、气阴两虚的自汗症、心悸属营阴亏虚，以及阳气不足，营阴亏虚的眩晕症。

桂枝新加汤的加减法：桂枝新加汤的人参，本组病例均用党参代替，可加黄芪增加益气固表止汗之功能。对于口干渴、汗多者，可加五味子敛阴止汗。又可再加龙骨、牡蛎以固涩止汗。阳气亏虚较重者，舌质淡白，脉象迟缓者，再加附子，配合桂枝以增加温阳之功效。

木棉花药用举隅

木棉花为木棉科木棉属植物木棉的花蕾，别名红棉。主要生长分布于我国广东、广西、福建、台湾、四川、云南、贵州等地。药用木棉的记载最早见于明·李时珍《本草纲目》："交广木棉，树大如抱。其枝似桐，其叶大，如胡桃叶。入秋开花，红如山茶花，黄蕊，花片极厚，为房甚繁，逼侧相比。结实大如拳，实中有绵，绵中有子。"《生草药性备要》云木棉花"治痢症"，《岭南采药录》云"消暑"，《中药大辞典》一书记载木棉花性味"甘凉"，功能"清热、利湿、解毒、止血，治泻痢、血崩、疮毒、金创出血"。广东民间多以木棉花作为清热解暑去湿的凉茶原料之一。如"五花茶"是以木棉花、金银花、鸡蛋花、槐花、葛花煎水内服，既可治疗肠胃湿热引起的泻痢，又可作为清热去湿的凉茶。又如"去湿茶"以木棉花、川萆薢、生扁豆、生薏苡仁等和大米一起煲粥或常作夏季清暑去湿的凉茶，用以治疗夏季暑热口渴并见疲乏、胃纳不佳、大便溏烂、苔腻等夹湿的症状。邹老应用木棉花加味治疗痢疾、肠澼、痔疮出血等有湿热者，均收到良好疗效。

一、痢疾

木棉花治痢疾，前辈医家早有认识。《本草求原》载木棉花

"红者去赤痢，白者治白痢，同武月茶煎常饮"。痢疾的中医辨证多属大肠湿热型，然久病必虚，亦有转为慢性的虚寒痢疾者，内中亦必夹湿热。湿热痢疾以木棉花 30g 配以金银花、绵茵陈、天香炉、锦地萝、白头翁等治疗。若慢性虚寒痢疾则以木棉花 30g 配党参、白术、干姜、炙甘草或配补中益气汤治之，颇能取效。

◉ **病案举例**

患者，女，4 岁。

患者腹痛啼哭，大便日行 5~6 次，泄下红白黏液 3 天。大便常规检查：红细胞（+++），白细胞（++），脓球（++）。症见唇舌红赤，苔白腻，肛门红赤，脉象浮数。

诊为痢疾，此属湿热痢。

处方：木棉花 20g，布渣叶 10g，天香炉 12g，锦地萝 10g，忍冬藤 20g，绵茵陈 12g，白头翁 10g。清水煎至 100mL，分 3 次温服。

用药 3 天，痢疾已止。再予上方 3 剂而安。

二、痔疮出血

木棉花色赤入血分，善清大肠湿热而治痔疮出血，盖其能凉血止血也。痔疮往往是大肠湿热结聚而引起的，发炎后常常引起便血，色泽鲜红。湿热痔疮出血，可用木棉花 30g，配以生地榆 15g，槐花 15g，苦参 15g，煎水内服，往往获得良好的疗效。大便秘结者可加大黄 10g。

◉ **病案举例**

患者，男，32 岁，教师。

素有外痔，因龋齿感染，服药后引起大便硬结难解，致使大便时痔疮出血，痛苦非常。诊其舌质色红，苔黄，脉象有力。

治以清解湿热，凉血止血，通便润肠之剂。药用木棉花30g，配槐花、地榆、苦参、大黄、玄参等。服2剂后大便通，痔血止。

此方用于治疗肛裂而便血者，亦可取得良好的疗效。

三、肠澼

慢性结肠炎在临床上常见腹泻或便秘交替发作，大便常带有黏液，属于中医"泄泻""滞下""肠澼"范畴。临床上可分为湿热和虚寒两种不同证型。若属于大肠湿热型，可用木棉花为主药清湿热而治肠澼，配苍术、黄柏、地榆、槐花、柴胡、白芍、木香、甘草等清热燥湿，理气止痛。

◉ **病案举例**

患者，女，26岁，干部。

患者腹脘疼痛近2个月。痛时欲便，大便带有黏液，并有鲜血滴下已7天，经纤维结肠镜检查证实结肠黏膜充血水肿，并有溃疡出血。大便常规检查红细胞（+++）。曾多次做过大便细菌培养，未发现痢疾杆菌。诊断为慢性溃疡性结肠炎。曾口服多种抗生素均无明显效果。中医症见：下腹部疼痛，大便时腹痛更甚。大便质稀薄，混有黏液，或时有少量鲜血混杂。形体消瘦，面色苍白，唇红舌红，苔白腻，口干苦，脉象弦细。

证属湿热型肠澼，乃湿热之邪壅聚于大肠，伤及大肠血络。治以清湿热凉血止血为主，佐以理气行滞。

处方：木棉花30g，金银花20g，柴胡10g，白芍15g，槐花15g，地榆15g，苍术10g，黄柏10g，木香10g，土茯苓15g。

连服5剂腹痛减轻，大便已无鲜血，黏液亦减少。共服36剂，症状消失，经肠镜复查未见异常。

颈椎威灵方的组方及运用

颈椎威灵方是邹老自拟经验方,运用该方治疗颈椎病神经根型屡获良效。

颈椎威灵方的组成:防风、羌活、川芎、当归各 10g,赤芍 12g,红花 6g,葛根、鸡血藤各 30g,威灵仙、白花蛇各 15g,淡全蝎 5g,蜈蚣 2 条。

该方的防风、羌活、威灵仙、葛根能祛风胜湿,散寒镇痛,舒利经气以缓解头项强痛。然而外邪侵袭,久则痹阻经络,气滞血瘀,不通则痛,用当归、川芎、赤芍、红花、鸡血藤等养血活血,化瘀通络以止痛,盖治风先治血,血行风灭。又外邪侵袭,内着颈椎骨骼,久则成"顽痹",唯重用虫类药搜剔经络,才能祛风湿以镇痛,故用白花蛇、淡全蝎、蜈蚣等峻猛之品。该方立法周全,用药精当,而配伍的精妙不仅体现在药物的组成上,也体现在药物的用量上,使得该方祛风散寒,舒利经气,活血祛瘀,通络止痛之功大增。

在临床运用中,若苔腻夹湿者加苍术;胃脘疼痛者,加木香;有高血压,脉弦有力者,减川芎,加地龙、钩藤、归尾;久痛者,加炒穿山甲、土鳖虫;颈部疼痛剧烈,肢冷形寒,舌淡苔白者,加桂枝、制川乌;眩晕、脉弱属气虚者,加黄芪、天麻。

颈椎病神经根型属中医"痹证"范畴,多由于颈部疲劳过度，或风寒湿邪闭阻经络造成气滞血瘀，积久成顽痹，病久邪伏愈深。颈椎位于脊柱的最上段，属足太阳膀胱经及督脉循行之处，《素问·缪刺论》言"邪客于足太阳之络，令人头项肩痛"及"邪客于足太阳之络，令人拘挛背急。足太阳经为诸经之首，主一身之表，风寒湿邪侵袭人体，足太阳经首当其冲，故为顽痹"。《类证治裁》言"肩背痛，不可回顾，此太阳经气郁不行，宜风药散之"，且"邪深入骨骱，如油入面，非因虫蚁搜剔不克为功"。该方中的羌活为太阳经之风药，亦治督脉之病，王好古曰："羌活气雄，治足太阳风湿相搏之头痛，肢节痛，一身尽痛，非此不能除。"李东垣亦喜用羌活、防风二味治脊痛项强，并合他药升发清阳以治太阳经气不利所致之症。威灵仙归十二经，辛温，善通行经络，祛风除湿止痛力很强，故本方以该药为主且以其为方名。葛根对改善头痛、头晕、项强、肢麻效果好，还有温和的降压作用和改善外周循环的作用。该方中以防风、羌活、威灵仙、葛根同用，起加强祛风胜湿、散寒镇痛、舒利经气以缓解头项强痛之功，然而辛香走窜之药能通络止痛，亦易耗气伤阴，用时除注意节制外，应佐以养气血之药为佳。不少方药多独以祛风湿、通络止痛法治此病痛，殊不知本型病痛多在颈项、肩臂等阳经、督脉所行之部位，然肝主疏泄、主筋之功能往往失去调和，且受"筋痹不已，复感于邪，内舍于肝"的启发，该方12味药中有7味药归肝经以养血益气，从而增进了该方除痹痛之功。

现代医学研究证实，白花蛇、川芎、当归、红花、赤芍等有效好的镇痛、镇静、消炎之功，白花蛇、蜈蚣、全蝎对顽固性痹痛有良好的通络止痛之功。以上药物亦可明显地改善神经根周围炎症的病理发展过程。全方 12 味药的配伍既考虑到病痛之标，也顾及了起病之本，筋脉复得濡养，气血运行调和，太阳经气顺畅，邪无所恋，邪去正安，以收标本兼治之功。

自颈椎威灵方拟定以来，主要用于治疗神经根型颈椎病，然异病可以同治，只要辨为风寒湿相搏，邪伏于太阳经络所致头颈肩臂疼痛、麻木、活动不利者，均可以此方加减化裁治之。

⊙ **病案举例**

病例 1　陈某，女，42 岁，市石油公司职工，1999 年 11 月 22 日初诊。

患者颈部疼痛，活动不利且僵硬 1 个月，经按摩、电疗治疗未效。查见颈椎有压痛点，颈部活动受限，左右肩疼痛且左肩压痛明显，舌淡苔白，脉细弱。X 线颈椎片示：颈椎椎体骨下缘见小骨刺形成，各椎间隙未见狭窄。诊为颈椎病（神经根型）。

中医诊为颈痹症，属风寒湿侵袭颈项，气血瘀阻，经络不利发为痹痛。治宜祛风湿，活血化瘀。予以颈椎威灵方加减。

处方：威灵仙 12g，赤芍 10g，当归 10g，鸡血藤 30g，白花蛇 10g，淡全蝎 10g，蜈蚣 2 条，甘草 5g。服 3 剂。

二诊时颈部疼痛及僵硬已好转，守上方加白芍 15g，木香 10g，红花 5g。

再服 7 剂后痛已止，续服 3 剂巩固疗效，诸症痊愈。随访至今未见复发。

病例 2　吴某，男 57 岁，韶关市北江区财委干部，1991 年 1 月 7 日初诊。

患者头痛、颈项疼痛已 6 个月。检查颈项有相应压痛点，活动不利，连及右肩臂疼痛，并有右上肢痹痛。口干苦，舌质淡红嫩，苔净，脉象细弱。X 线颈椎片示：颈椎生理曲线变直，颈椎间隙清晰，第 5 ～ 6 颈椎间隙变窄，椎体见小唇状骨质增生。诊为颈椎病（神经根型）。

中医诊为：颈痹症，属风寒湿邪侵袭足太阳膀胱经，气血瘀阻，经络不利发为痹痛。治宜祛风湿，活血化瘀，搜剔经络之邪。给予颈椎威灵汤。

处方：威灵仙、白花蛇、白芍各 15g，当归、防风、川芎、羌活、独活各 15g，鸡血藤、葛根各 30g，淡全蝎 5g，蜈蚣 3 条，红花 6g。

服上方 5 剂后，颈项疼痛连及右臂疼痛均见减轻，连续服 16 剂，头痛、颈项疼痛，右上肢疼痛均已消失，诸症痊愈。随访至今未见复发。

病例 3　曾某，男，34 岁，韶关市中国银行干部，1989 年 6 月 6 日初诊。

患者头痛，颈项不舒，颈倦，自觉颈项转动时，颈椎骨响动有声。形体壮实，咽痛，咽充血（＋），质淡红，苔薄黄，脉细。X 线颈椎示：颈椎第 3 ～ 7 椎体见唇状骨质增生，余未见异常。诊为颈椎病（神经根型）。

中医诊为颈痹，有郁热。治宜祛风湿，活血化瘀。以虫类药搜剔经络为邪，佐以清热之药。予以颈椎威灵汤加减。

处方：白花蛇、赤芍各 15g，土鳖、防风、黄芩各 10g，葛根、桑枝各 30g，归尾、红花各 6g，威灵仙 12g，鸡血藤 25g，淡全蝎 5g，蜈蚣 3 条。

上方共服 18 剂后，头痛颈倦症状消失，颈项转动亦无响声，诸症痊愈。随访至今未见复发。

补气升陷法的临床应用

气机的升降出入是人体功能的基本运动形式。五脏六腑及气血阴阳无不依赖于气机升降出入而保持正常。气之化源本于脾，主运化。脾气升发，输布水谷精微。肺主调节全身气机。倘若脾肺气虚，升发与宣发失常，中气为之下陷，可见胃下垂、子宫脱垂、肾下垂、脱肛之证。若气虚下陷，统摄无权，血不循经可见崩漏、痔血、尿血等症。邹老在临床运用补气升陷法配合各症的特殊疗法，获得满意疗效。

⊙ **病案举例**

配合清肠之品治疗慢性结肠炎

林某，男，62 岁，退休工人。

患者少腹胀 2 年余，屡经中西医治疗效果不佳。后经纤维结肠镜检，示降结肠段可见轻度水肿充血，并见黄豆大的息肉，随即做息肉摘除术。但术后仍觉小腹胀满不适，大便溏泄。就诊时患者口舌淡红，苔白薄腻，脉象沉细而弱，并见胃纳不佳，神疲乏力。自服补脾益肠丸，觉有些燥热。

辨证属中气下陷兼有大肠湿热。治以补气升陷法，佐清泄大肠湿热之品。

处方：黄芪 20g，党参 20g，炙甘草 10g，升麻 10g，炒白术 15g，地榆 15g，槐花 15g，苦参 15g，木棉花 15g，枳壳

10g。

服 5 剂后小腹胀坠感大见减轻，再服 10 剂而安。

按语： 慢性结肠炎中医称肠澼，然其证有虚有实。此证为虚实互见。故用补气升陷法，更佐以清肠热而获效。

配清肠止血之品治痔血

黎某，女，38 岁，中学教师。

患者间歇性便血 2 年余。经痔科肛门视诊，左右前齿线上可见豆大圆形暗红色结节，扪之出血，诊为内痔 1 期出血。诊时面色暗晦，血色素 80g/L，血红细胞 3.50×10^{12}/L，白细胞 8.1×10^9/L，中性粒细胞 79%，淋巴细胞 19%，嗜酸性粒细胞 2%。形体瘦弱，声音低沉，舌色淡红，脉象细弱，每天便后均可见少量的鲜血。

此属气血亏虚，气虚下陷，不能摄血。治法以补气升陷法，佐清肠止血之品。

处方：黄芪 20g，党参 20g，炒白术 15g，炙甘草 10g，升麻 10g，白芍 15g，荆芥炭 10g，侧柏叶 10g，地榆 15g，槐花 15g。

3 剂后痔血已止，并嘱服 7 剂而愈。

按语： 痔血本属肠中蕴热，郁积出血。然日久气血亏虚，气陷则摄血无权，故日久未愈。给予补气升陷法更佐以清肠止血之品，方能奏效。

配辛温宣窍之品治过敏性鼻炎

杨某，男，46 岁，中学教师。

患者病起 2 年，每至秋冬气候转冷时，喷嚏不停，并见鼻塞，流清涕，面色欠华，形瘦肢冷，时或眩晕，舌质淡白，脉象沉弱。经五官科检查，鼻黏膜苍白。诊断为过敏性鼻炎。

中医辨证属肺气虚弱，外遇寒邪则鼻塞喷嚏，肺失宣通。故以补气升陷法配辛温宣窍之剂以治之。

处方：黄芪 20g，党参 20g，升麻 10g，炙甘草 6g，葛根 15g，防风 10g，白术 15g，辛夷花 10g，苍耳子 10g，薄荷 10g（后下）。

服 5 剂后喷嚏大减，再服 10 剂巩固疗效。

按语：善嚏者乃"寒闭腠理则经络壅而多嚏"。张景岳亦指出，"气虚于上，多见头脑眩晕不宁之症"。故给予补气升陷法合辛温宣窍的苍耳子散。

配敛阴固肾法治功能失调性子宫出血

李某，女，35 岁，工人。

患者不规则阴道出血 2 年。时而量多如崩，时而量少如漏。血压 90/55mmHg，血色素 60g/L，红细胞 3.10×10^{12}/L，白细胞 4.4×10^9/L。经妇科刮宫，宫内膜病理检验为增生期子宫内膜增殖现象，诊断为功能失调性子宫出血。就诊时患者神疲头晕，面色苍白，舌质淡胖，脉象沉弱，并有畏寒、懒言、气短、声音低怯、胃纳不佳等症。

中医辨证属崩漏日久，气虚下陷，统摄无权。治以益气摄血，升陷固脱，佐以敛阴固肾法。

处方：党参 20g，黄芪 20g，炙甘草 6g，升麻 10g，白术 15g，白芍 15g，山萸肉 15g，牡蛎 25g（先煎），首乌 15g，菟丝子 12g，川续断 12g，阿胶 10g（后下烊化）。

5 剂而血止，继以补益气血之法来调理善后。

按语：崩漏一证乃妇科急症，其原因较多，盖气为血帅，气能摄血。气虚下陷则统摄无权，而经血随之外溢，发为崩漏。日久气随血衰，两者互为影响，反复难愈。针对气虚下陷的病机，给予补气升陷法更助以敛阴固肾之法，往往可收到良效。

配凉血止血治肾下垂淤血性出血

陈某某，男，34岁，厨工。

患者无痛性全程肉眼血尿反复发作3年余。曾作尿三杯试验示RBC（++）～（+++）。尿常规RBC（+）～（+++）。双肾盂造影及核素γ照相未见异常。腹部CT检查未见异常。多次24小时尿沉淀检查及抗酸杆菌检查阴性，凝血酶原及其他常规检查均正常。B超肾区探查示：左肾8.9cm×3.7cm×3.3cm，8.8cm×3.6cm×3.0cm，双肾轮廓清晰，形态正常，集合系统显示清晰，未见液暗区及强光点，双肾下极平髂嵴。膀胱镜检查见左侧输尿管与膀胱交接处有针尖大的出血点渗血。诊断为肾下垂淤血性出血（血尿）。患者就诊时面色稍白，形瘦，舌质淡白，脉象细弱。无龋齿，扁桃体无肿大，心肺听诊正常，肝脾未触及。

中医辨证属气虚下陷，摄血无权。治以补气升陷法，佐以凉血止血之品。

处方：党参25g，黄芪25g，白术15g，炙甘草6g，升麻10g，白芍15g，三七末10g（冲服），阿胶10g（后下烊化），茅根30g，侧柏叶15g，蒲黄10g，小蓟15g。

服5剂后尿血稍好转，10剂后小便较清，22剂后血尿已止。更以补气升陷法增加温和补肾之药，如怀山药、熟地、山萸肉、首乌、枸杞子等，收功善后。

按语： 肾下垂乃气虚下陷，无痛性血尿乃气虚不能摄血，故治以补气升陷法加止血之品而奏效，使顽固性血尿症得以痊愈。

　　补气升陷法在临床上多用于中气下陷之证，如胃、肾、子宫、直肠下垂等。气虚之证必见面色㿠白，气短懒言，声音低怯，胃纳欠佳，大便溏薄，舌质淡，脉虚无力等。中气下陷可见小腹胀坠。若气虚下陷，不能统摄血液，可导致血不循经，而出现崩漏、痔血、尿血等病证。气虚不足，肺失宣发，又发为衄嚏。临床上均可使用补气升陷法，并根据脏腑病机的不同特点，灵活配方运用，必能提高疗效。

八味肾气丸临床新用

八味肾气丸又名金匮肾气丸、附桂八味丸、附桂地黄丸，出自《金匮要略》。原方由干地黄、山茱萸、山药、泽泻、茯苓、牡丹皮、桂枝（或桂心）、附子组成。治疗腰痛，少腹拘急，小便不利，痰饮短气；男子消渴小便反多，以饮一斗，小便一斗；妇人烦热不得卧而反倚息，转胞，不得尿等症。根据其温补肾阳的功效，在临症中应用于溶血性贫血、高血压合并慢性右心衰竭、口腔溃疡、支气管哮喘、慢性肾炎等病症，取得满意疗效。

一、病例

溶血性贫血

甄某，女，65岁。

患者初起以剧烈腰痛，伴恶寒、发热、小便频而急诊入院。入院诊断为"急性泌尿系感染"，经静脉点滴青霉素、氯霉素1周后热退，但患者仍觉眩晕不能起床。血常规检查：血细胞总数 $5.8×10^9/L$，分类中性粒细胞0.75，淋巴细胞0.24，嗜酸性粒细胞0.01，血红蛋白45g/L，红细胞 $2.5×10^{12}/L$，虽经多次输血而血红蛋白未见升高，故诊断为"溶血性贫血"。症见面色晦暗不华，眩晕不能步履站立，神志清晰，对答自如，眼球无震颤，舌质淡白而虚胖，脉细弱。

初投以补气血之人参归脾汤不效。又因出现又下肢浮肿，改服益气温阳利水之春泽汤亦不效。后询之，患者尚有腰酸疼痛，小便次数增多而量亦多，遂断为肾阳虚衰，关门开合不利。给予八味肾气丸，每丸 9g，每次 1 丸，每天 3 次。连服 4 周，诸症消失。血常规检查：血红蛋白 110g/L。

高血压合并右心衰竭

何某，女，62 岁。

缘患者有高血压病史 8 年余，现眩晕不能起床活动，血压 180/150mmHg，颜面略见浮肿，双下肢轻度浮肿，并有心悸，舌质淡白而虚胖，脉弦虚。心电图示低电压，心肌劳损。小便常规检查：蛋白（＋），余均正常。

证属心肾阳虚，水饮上泛，故见颜面浮肿，肝火夹饮邪上冒而眩晕；水气凌心故心悸，阴盛阳衰故双下肢浮肿。治以温肾利水，平肝育阴。以八味肾气丸原方加重丹皮分量。

3 剂后，眩晕消失，头面及双下肢浮肿消退，诸证缓解，血压 125/85mmHg。

口腔溃疡

邱某，女 65 岁。

患者因镶牙时碰损口腔黏膜而诱发口腔及舌体多处溃疡已 1 周。诊时口腔及舌质多处溃疡，色泽淡白不鲜红，舌淡白不华，面色白而带虚浮，口腔及舌质多处溃烂疼痛，影响进食，痛苦异常。曾自服维生素、黄连素等未效。

证属肾阳亏虚，虚火上炎。治以八味肾气丸引火归原。每丸重 9g，每次 1 丸，每天 3 次。连服 1 周后，溃疡全部愈合。

支气管哮喘

罗某，女，27岁。

缘患者支气管哮喘病源于妊娠时，药后喘止，产后复发。此后，每于天气寒冷时哮喘发作，哮作时不能平卧，呀呷有声，咳嗽痰稀色白起泡，现已2年余。近20天来哮喘持续发作。诊时面色青白，舌质淡白，脉细数虚。

此为寒哮，外寒引动内饮，先投以小青龙汤加附子以温肺散寒定喘治标，哮喘发作控制后，即转用温肾纳气法。用八味肾气丸，每丸重9g，每次1丸，每天3次。

连服10天后哮喘未见发作，再服20天以巩固疗效，随访3年未见复发。

慢性肾炎

张某，女，58岁。

患者有慢性肾炎病史3年余。现头面浮肿，面色晦暗，双下肢浮肿，按之凹陷，舌质淡白，脉细弱，尺部沉微。小便常规：蛋白（＋＋），颗粒管型（＋），潜血。实验室检查：血红蛋白75g/L，红细胞$3.6×10^{12}$/L，白细胞$85×10^9$/L，中性粒细胞0.75，淋巴细胞0.25，血小板$130×10^9$/L，血钠140mmol/L，血钾4.5mmol/L，血钙2.5mmol/L，尿素氮5.8mmol/L，肌酐98mmol/L。

中医辨证为肾阳亏虚，水气不化。水气泛滥肌肤而为浮肿；肾元亏虚，不能生髓造血，故见血虚。治宜温阳补肾，化气利水。以八味肾气丸加重茯苓、泽泻的分量。

连服69剂，诸症消失，半年后来访未见复发。

二、体会

八味肾气丸组方严谨，配伍独特，具有多向调节的功能。本方用药从阴阳、气血、寒热、补泻及心肝脾肾等脏器方面进行配伍，能多环节、多系统、多向调节人体功能。如方中附子、干地黄，一阴一阳；桂枝、丹皮，一气一血；附子、丹皮，一热一寒；山茱萸、泽泻，一补一泻；山药、茯苓，一固一利。方中以附子、桂枝温补少阴心肾阳气，干地黄滋肾阴，山茱萸温肝涩精秘气，牡丹皮泻君相之伏热，山药补脾固肾，茯苓渗利脾湿，泽泻通利膀胱湿邪。诸药合用，具有温而不燥，滋而不腻之功效。

举凡肾阳虚衰不能温养下焦，证见头晕目眩，腰膝酸软，下半身常有冷感，耳鸣耳聋，短气喘促，倚息不得卧，双下肢浮肿，小腹拘急，小便不利或小便多者，均可应用本方。

原方是以干地黄为主药。若肾阳虚衰之极，可重用附、桂；若肝火较甚，可加重牡丹皮的用量；若水邪泛滥较甚者，加重泽泻、茯苓的用量。本方加怀牛膝、车前子名为济生肾气丸，治肾虚腰重，足肿，小便不利；本方加鹿茸、五味子名为十补丸，治肾阳虚损，面色黧黑，足冷足肿，耳鸣耳聋，肢体消瘦，足膝软弱，小便不利，腰膝疼痛等；本方去茯苓、泽泻、丹皮，加炙甘草、枸杞子、杜仲名为右归饮，温补肾阳之功效更著，对肾阳虚衰、肾精亏损的头晕目眩、腰膝酸痛、阳痿早泄等症较为适合。

当归芍药散治疗妊娠疾病

当归芍药散辨证加减应用能养血安胎、清热利湿、健脾利水，故用治妊娠疾病，多收良效。

⊙ **病案举例**

妊娠腿痛

丛某，女，25 岁，工人，1986 年 5 月 15 日初诊。

患者妊娠 4 月余，右下肢疼痛 20 余天，以坐骨神经疼痛为主，抬腿试验阳性，胃纳尚可，大小便正常，舌质淡红，苔薄腻，脉象细滑。扁桃体无肿大，无龋齿。

中医辨证属妊娠营血亏虚，不能濡养筋脉，故发为筋痹。治以养血舒筋，健脾利湿，兼固肾安胎。

处方：当归 10g，白芍 30g，川芎 6g，白术 15g，茯苓 15g，泽泻 10g，甘草 6g，桑寄生 30g，杜仲 12g，川续断 15g。3 剂。

服药后右下肢疼痛大大减轻，诊 3 次共服 11 剂，症状缓解而愈。

子淋

彭某，女，27 岁，工人。

患者怀孕 7 个月，小便频急涩痛 5 天。无发热，舌质红，苔薄白，脉滑数而按之虚软，面色稍苍白，形体稍消瘦。血常规化验：白细胞 5.3×10^9/L，红细胞 3.68×10^{12}/L，血红蛋白 85g/L，中性粒细胞 0.75，淋巴细胞 0.25。尿常规：蛋白（＋），红细胞（＋＋），白细胞（＋＋＋）。

西医诊断为急性泌尿系感染。中医诊断为子淋，证属膀胱湿热。由于患者营血不足而兼膀胱湿热，治疗方法宜标本同治。养血安胎以治本，清利湿热利水通淋以治标。

处方：当归 10g，川芎 6g，白芍 15g，茯苓 15g，泽泻 12g，白术 15g，蒲公英 15g，车前草 15g，黄柏 10g，银花 12g。3 剂。

服上方后，小便频急减轻，疗效已见。再服 5 剂而诸症消失。小便常规检查：蛋白（－），红细胞 0～2 个/HP，白细胞 3～5 个/HP，管型（－）。

娠痢疾

张某，女，25 岁，工人，1976 年 8 月 9 日初诊。

患者妊娠 28 周。近 3 天来，腹痛，大便次数增加，每天 4～6 次，里急后重，下痢赤白黏液。大便常规检查：脓球（＋＋），红细胞（＋＋＋＋），白细胞（＋＋＋）。西医诊断为急性痢疾，因恐西药碍胎，遂转中医诊治。症见下痢赤白，口干苦，舌淡红，苔净，脉象滑数无力。

证属大肠湿热。由于患者为妊娠晚期，故治清湿热止痢疾而兼养血安胎。

处方：当归 10g，川芎 6g，白芍 15g，白术 15g，泽泻 12g，茯苓 15g，白头翁 15g，秦皮 10g，黄连 10g，黄柏 10g，甘草 6g。3 剂。

服上方后，症状大大减轻，腹痛已消失，大便 1～2 次/

天，赤白黏液及里急后重均大为减少。再服 3 剂而症状完全消失，胎儿无恙，后顺产一女婴。

先兆流产

相某，女，27 岁，1980 年 6 月 10 日初诊。

患者曾自然流产 1 次，人工流产 1 次，第 3 次怀孕月后，自觉下腹部疼痛不舒，腰骶部酸痛，阴道少量见血。遂来找中医求治。舌质淡红，苔净，脉细而带滑象。

治以固肾安胎，养血止血。

处方：当归 10g，川芎 6g，白芍 15g，艾叶 10g，阿胶 10g，熟地 15g，菟丝子 15g，川续断 15g，炙甘草 5g，2 剂。

二诊：服上方后两天来均有大便溏泄，此属脾胃虚弱，不能运化水湿，水谷并走大肠。腹部疼痛乃流产先兆，属胎动不安、胎漏范围。责之肾虚不能系胎、血虚不能养胎，故胎动不安。治以养血安胎健脾利湿的当归芍药散原方。

处方：当归 10g，白芍 15g，川芎 6g，白术 15g，泽泻 12g，茯苓 15g。3 剂。

三诊：服上方后，下腹疼痛已止，诸症消失，效果良好，遂改用补气养血安胎法，治以八珍汤加艾叶、菟丝子。

5 剂以善后调理。后顺产一女婴。

妊娠水肿

周某，女，25 岁。

患者妊娠 30 周，两足踝部浮肿，按之凹陷 10 天。面色青黄，纳差，神疲，头晕，135/75mmHg。小便常规检查：蛋白（＋），红细胞（－），白细胞（－），管型（－），尿糖（－）。血常规化验：红细胞 3.8×10^{12}/L，血红蛋白 87g/L，白细胞总数

$6.6×10^9$/L。诊其脉象细滑，按之无力，舌质淡红，苔净。

证属妊娠后期营血不足，而脾胃虚弱不能运化水湿，水湿内停，溢于肌肤，发为妊娠水肿。治以养血安胎，健脾利水。选用当归芍药散加味。

处方：当归 10g，川芎 5g，白芍 15g，白术 15g，茯苓 15g，泽泻 12g，薏苡仁 20g，大腹皮 12g，车前子 10g，陈皮 6g，银杏 10 粒。3 剂，

服上方后，小便清利，双下肢浮肿减退。再服 5 剂，浮肿消退，小便常规化验各项均属正常。

附子配伍应用经验

附子为毛茛科植物乌头的子根，是一味著名的常用中药，广泛应用于临床。据现代药理研究证实，附子含有乌头碱、次乌头碱和非生物碱等有效成分，具有强心和镇痛作用。自古以来，中医认为附子有回阳救逆，温肾阳，祛寒止痛等功能。主治阳虚厥逆，大汗亡阳，阴盛格阳，虚寒吐利，心腹冷痛，风寒湿痹，阴水浮肿等一切沉寒痼冷之证。

附子性味辛温大热，有温补阳气的作用，然其性刚烈，有一定的毒性，很少单独应用，需和其他中药一起配伍应用。只要辨证准确，配伍适当，往往可以收到良好的疗效。

附子为历代医家所习用。如汉代张仲景在《伤寒论》和《金匮要略》中运用附子的方剂达36首之多。明代张景岳在《景岳全书·补略》中指出："故善补阳者，必于阴中求阳，则阳得阴助而生化无穷。"他又在《景岳全书·热略》中指出："附子性悍，独任为难，必得大甘之品，如人参、熟地、炙甘草之类，皆足以制其刚而济其勇，以补培之无往而不利矣。"又说："附子之性，热而刚急，走而不守……正欲用其热性以回元阳，以补脾肾以行参芪熟地等功。"虞抟说："附子禀雄壮之质，有斩关夺将之气，能引补气药行十二经，以追复散失之元阳。引补血药入血分，以滋养不正之真阴。引发散药开腠理，以驱在表之风寒。引温暖药达下焦，以祛在里之冷湿。"吴绶说："附子乃阴证要药，凡伤寒传变三阴及中寒夹阴，虽身大热而脉沉者必用之，或厥冷腹痛，脉沉细者，甚则唇青囊缩者，尤急须用之，有退阴回阳之力，起死回生之功。"邹老在临床上常运用附子，而未曾发生过中毒现象，然用附子多配以干姜（生姜）、（炙）甘草，既可助附子温阳，又可解附子之毒，确保无虞。

一、案例

（一）阳气衰竭的休克、心力衰竭而致阴水等证

附子配人参、干姜、炙甘草、白术、茯苓等，具有温阳救逆，强心固脱的作用，多应用于阳气衰竭的休克、心力衰竭而致阴水等症。

⊙ **病案举例**

病例 1 龙某，男，65 岁，住院号 082。

患者咳嗽咯痰气促反复发作 8 年，气促加剧并下肢浮肿 19 天。入院检查：T 36 ℃，P 88 次 / 分，R 26 次 / 分，BP 140/80mmHg。神志清晰，耳聋失聪。呼吸急促，呈端坐位。头颅五官端正，巩膜无黄染，双侧瞳孔对光反射存在，等大等圆，球结膜无水肿，耳鼻无脓性分泌物，口唇发绀，舌质淡白而带暗紫色。颈软，甲状腺不大，颈及颌下未扪及肿大的淋巴结，颈静脉明显怒张，气管居中。全身皮肤未见黄染，未见蜘蛛痣及出血斑。胸廓对称，呈桶状胸，肋间加宽。胸部叩诊反响增强，肺肝界在右锁骨中线第 7 肋，心脏浊音界叩诊不

清。心脏听诊：心尖部心音远隔，心音搏动明显在剑突下增强，心律不齐，期前收缩 10 次 / 分，心音 sm Ⅱ 级，心率 84 次 / 分。肺部听诊：双肺底可闻湿性啰音。腹部平软，未扪及包块，无压痛，无腹水征，肝在肋下二横指、质软，脾脏未扪及。双肾区无压痛及叩痛，双下肢呈凹陷性水肿，未引出病理性神经反射。

实验室检查：白细胞总数 12.4×10^9/L，中性粒细胞 80%，淋巴细胞 18%，红细胞总数 3.8×10^{12}/L，血红蛋白 11g。心电图检查显示肺性 P 波。

入院诊断：慢支阻塞性肺气肿合并感染，肺源性心脏病，心衰。

辨证分析：患者面色暗晦不荣，口唇发绀，舌质淡白而紫暗乃阳气虚衰，气血不运。咳嗽、气促、咯痰色白而稀乃寒饮射肺，肺气上逆。心肾阳衰，阴寒内盛，水湿泛滥，发为肺气肿。

治疗：中药给予温补阳气，化气利水法，用附子为主的温阳强心利尿药。

处方：附子 15g，白术 30g，茯苓 30g，干姜 10g，桂枝 15g，甘草 6g，白芍 15g。配合低流量供氧。再予以青霉素、链霉素肌注（抗感染），口服 HCT、KCl 等。

治疗 18 天后，双下肢水肿消退，咳嗽气促缓解，双肺湿性啰音消失，胃纳改善，血象检查正常，痊愈出院。

病例 2 周某，女 74 岁，1985 年 11 月 18 日初诊。

患者咳嗽、气促、痰多、双下肢浮肿已月余，曾用过西药地高辛、速尿、氯化钾、咳嗽糖浆、麦迪霉素等，病情未见好转，遂来中医院诊治。就诊时症状：呼吸气急，不能平卧，神清、呈急性重病容，口唇发绀不明显，颈静脉怒张，浅表淋巴结未扪及。胸廓对称，叩诊无异常。心脏叩诊心界向左扩大。肺肝界在右锁骨中线第六肋。心脏听诊：心音 sm Ⅱ级、Dm Ⅲ级，心律齐，心率 112 次 / 分。肺部听诊，双下肺可闻小水泡音。心电图检查显示"心肌劳损"。患者过去有风湿性关节炎病史。诊断为风湿性心脏病心力衰竭合并肺部感染。

患者年高阳虚，湿痰郁肺，水气泛滥，而出现咳喘水肿。中药给予温补肾阳，益气利水法。

处方：附子 15g，白芍 15g，茯苓 30g，白术 25g，桂枝 15g，黄芪 25g，党参 20g，防己 12g，陈皮 6g，法半夏 10g，车前子 10g。并配合氨苄青霉素及卡那霉素肌注。

治疗 10 天后，咳嗽气促明显减轻，双下肢水肿消退，已能下床活动，病情好转。

（二）虚寒性支气管哮喘

附子配麻黄、桂枝、细辛、干姜、五味等，具有散寒定喘的功效，多应用于虚寒性支气管哮喘。

◉ **病案举例**

汤某，女，60 岁，1985 年 11 月 15 日初诊。

患者咳嗽气喘反复发作已 10 多年。缘患者于 1975 年起咳喘反复发作并喉间有哮吼声响，每于冬季遇寒而加剧。近 7 天来因受寒而复发，曾服息喘灵、紫荼冲剂等未能缓解。X 线胸片示：双肺呈肺气肿征，未见活动病灶。就诊时症状：气喘促而不能倚息，咳嗽，痰少而色白，形体消瘦，声音低弱，舌质淡白，脉象沉微。

此为素体阳虚内寒，复感寒邪引动内饮，发为哮喘。治宜温散外寒并温里祛寒。方选小青龙汤加附子、党参。

处方：附子 15g，党参 15g，麻黄 10g，桂枝 10g，白芍 12g，甘草 6g，法半夏 10g，干姜 10g，细辛 5g，五味子 10g。

共服 3 剂而哮喘缓解，再以附桂理中丸调治以巩固疗效。

（三）虚寒性阴疽

附子配肉桂、熟地、鹿角胶等，具有温补肾阳以散寒凝的功效，多应于"阴疽"（骨结核）属虚寒之证。

⊙ **病案举例**

汤某，女，58 岁，1973 年 11 月 20 日初诊。

患者左膝关节疼痛、跛行月余。经 X 线左膝关节正侧位显示：左股骨下端及胫骨上端的关节处可见骨质损害。诊断为骨结核病。就诊时症状：面色不荣而晦暗，形体消瘦，声音低怯，左膝关节自觉疼痛，略有灼热，局部皮色微红不肿。舌质色淡，苔净，脉象细弱。

此症显是属虚寒，盖寒凝则血脉凝阻，不通则痛。肾主骨，肾气虚衰则骨失濡养而致骨质损害。舌淡脉弱乃阳气亏虚之象。治宜温补肾阳以散寒凝。方选阳和汤加附子、黄芪、当归。

处方：附子 15g，肉桂 5g（焗服），熟地 10g，鹿胶 10g（后下，烊化），炮姜 6g，炙甘草 6g，白芥子 5g，麻黄 5g，黄芪 30g，当归 10g。

共治疗 90 多天后症状消失，痊愈。随访至今未见复发。

（四）风湿性关节炎及类风湿关节炎属寒性者

附子配白花蛇、蜈蚣、苍术、独活、当归等，具有祛风湿、散寒而镇痛的功效，多应用于风湿性关节炎及类风湿关节炎属寒性者。

◉ 病案举例

潘某，女，66 岁，退休教师，住院号 84070。

患者左膝关节肿痛灼热反复发作及双指（趾）关节均变形呈梭状，时有痹痛，已 10 余年。缘病者在 1968 年下乡生活期间居处潮湿，半年后逐渐出现两肘臂痹痛抽掣，在 1970 年渐波及两手指关节及两足趾关节疼痛肿大呈梭状并畸形如鸡爪样改变。曾用过激素及消炎药治疗，因胃痛及发生药物性肝炎而停药。遂要求中医治疗。就诊时症状：双手指关节及双足趾关节均变形如鸡爪样。左膝关节肿大灼热，步态跛行，自觉疼痛，舌质淡红，脉象细弱。左膝关节 X 线照片示骨质增生。

辨证：患者久居湿地，风寒湿邪乘虚侵袭，留滞于关节之中，痹阻经脉，郁久化热，瘀滞不通而痛。治以祛风湿、散寒活血、燥湿清热之法。

处方：附子 12g，黄柏 10g，知母 10g，当归 10g，白芍 15g，川芎 6g，防风 10g，羌活 10g，独活 10g，威灵仙 12g，苍术 15g，薏苡仁 25g，鸡血藤 25g，白花蛇 1 条，蜈蚣 2 条。

连服 21 剂后，左膝关节肿痛消退，指（趾）关节亦痛止。

（五）虚寒型慢性胆囊炎

附子配大黄、细辛、绵茵陈、郁金等，具有散寒止痛、温通利胆的功效，多应用于慢性胆囊炎（胆绞痛）属虚寒型者。

⊙ **病案举例**

邓某，女，46 岁，1978 年 9 月 19 日初诊。

患者右上腹（胆囊区）疼痛已有 3 年余，经 A 型超声波检查和胆囊造影均证实为慢性胆囊炎，每在吃油炸肥腻之物或遇情绪恼怒失眠后，胆绞痛发作。曾服过消炎利胆片仍未止痛。就诊时患者面色苍黄不泽，自汗肢冷，舌质淡白，无苔，脉象沉弱。

此系虚寒阳气不足，又因胆气不能宣泄，气滞内郁而痛。治宜温通利胆之法。

处方：附子 15g，大黄 10g，细辛 5g，绵茵陈 20g，郁金 15g。

服 2 剂疼痛缓解。

（六）阳气亏虚引起的眩晕及心动过缓等症

附子配党参、黄芪、桂枝、白芍、炙甘草等具有温补阳气的功效，多应用于阳气亏虚引起的眩晕及心动过缓等症。

⊙ **病案举例**

史某，男，48 岁，1980 年 7 月 4 日初诊。

患者近 3 年来每在夏季时必发眩晕，不能起床。曾多次住院检查治疗，诊断为颈椎综合征、白细胞减少、心动过缓等症。服过肌苷、烟酸肌醇酯，并肌注 ATP、辅酶 A，效果不显。就诊时面色暗晦，舌质淡白，苔净，脉象迟弱，60 次 / 分。

此为阳气亏虚，阳气不荣头目故发为眩晕，心阳不足故脉迟。治宜温补心阳之法。

处方：附子 12g，炙甘草 10g，黄芪 30g，党参 25g，桂枝 10g，白芍 20g，生姜 10g，大枣 5 粒。

服 3 剂后眩晕大减，服至 15 剂后眩晕消失，脉搏 70 次 / 分，痊愈。

（七）虚寒性泄泻及胸痹之症

附子配干姜、人参、白术、炙甘草等，具有温补脾阳而止泻和温补心阳而治胸痹的功效，多运用于虚寒性泄泻及胸痹（心绞痛）之症。

⊙ **病案举例**

病例 1 邓某，65 岁，1971 年 9 月 15 日初诊。

患者于半夜突然因欲大便而起床，随即昏倒在地上片刻，醒后发觉大便滑泄不禁。翌日来诊：BP 90/60mmHg，神志清晰，四肢活动如常，舌质淡而润，脉象细弱。

此属老年阳虚，脾胃火衰，不能温运，发为滑泄。治以温运脾肾法。

处方：附子 12g，白术 15g，炙甘草 6g，炮姜 6g，党参 15g，补骨脂 10g，肉豆蔻（煨）12g，姜黄 5g。

3 剂后泻止，再以附桂理中丸调治而愈。

病例 2 李某，男，70 岁。

患者心前区憋闷而痛已有 2 年余。既往有高血压病史。心电图检查示心肌劳损，BP 150/90mmHg。诊断为冠心病心绞痛。就诊时面色苍白不荣，心前区疼痛，常在下半夜静卧时加剧，口不渴，喜热饮，舌质淡，无苔，脉象迟缓，65 次 / 分。

此属胸痹中的寒症，乃心阳不足，寒凝血脉，不通则痛。

治宜温心阳之法。

处方：附子 12g，桂枝 20g，党参 20g，炙甘草 5g，干姜 10g，白术 12g。并服附桂理中丸每天 3 丸。

治疗 1 个月后，胸痹缓解，心电大致正常。

二、体会

附子为温阳之猛将，临床上只要具备阳虚之见证：面色㿠白、畏寒肢冷、小便清长、大便溏泄、口不渴或喜热饮或心腹冷痛、下肢浮肿、久患喘急、眩晕、心悸、关节疼痛，并舌质淡白而润，脉象沉细而迟等一派虚寒之象，均可应用附子，兼有热象者可配合清热药。邹老应用附子的剂量大多为 10～15g，然多配以干姜或甘草以解其毒，不必先煎。应用大剂量（30～60g）附子时，必须先煎 2～3 小时，因附子含有乌头碱，长时间的加温可破坏部分乌头碱，从而降低附子的毒性。

活血化瘀法治疗人工流产后副反应

人工流产是计划生育四大措施之一，亦是育龄妇女常用的节育方法。但近年来，临床上常见人工流产后阴道出血、腹痛、闭经或继发性不孕等。由于人工流产是一门新的技术，中医学对此没有专门的论述，现称为人工流产后副反应。邹老以活血化瘀法治疗了一些病例，收到良好的效果。

中医学认为，妇女以血为本，人工流产后多是虚弱之体，既有阴血耗损的一面，又有刮宫时离经之血溢出经脉之间隙，或胎膜残留的一面，因而其病变多是虚实并见。人工流产后瘀血残留，使经脉血络不和，新血不守，恶血不尽则好血难安，相并而下，日久不止。或手术时感受寒凉，致风冷客于胞宫，损伤冲任，血行不畅，瘀血蓄积，新血不能循经而阴道流血不止。《内经》认识到，气为血帅，血随气行，气行则血行，气滞则血滞，气血以和为贵，以通为顺。又言"不通则痛，痛则不通"。手术后胎膜残留，瘀血停于胞宫则腹痛。人工流产手术损伤胞宫，气血瘀阻则闭经，亦有宫腔或宫颈粘连所致。气血瘀阻，输卵管闭塞不通则出现继发性不孕。总之，诸症皆生于瘀。

何谓"瘀"？《说文解字》："瘀，积血也。"颜师古注《急就篇》："瘀，积血之病也。"何谓"瘀血"？《证治准绳》："污秽之血为瘀血。"何谓血瘀？血瘀是指血流瘀滞，蓄于脉道而言。瘀血与血瘀可互为因果，瘀血既是病理产物，也是致病因素，因而在治疗上以活血化瘀为主，佐以温经养血补气等法。

⊙ **病案举例**

人工流产后阴道出血

刘某，女，21岁，1985年11月30日初诊。

患者阴道出血12天。患者于1985年11月12日行人工流产术，术后阴道出血淋沥不断，血量时多时少，色淡，有小血块，伴有腰酸痛、腹坠胀及头晕、耳鸣、欲呕，舌淡无苔，脉细缓。西医诊断为人工流产后阴道出血原因待查。

中医辨证为血虚受寒，营血失调。治以活血化瘀，养血和营。

处方：柴胡6g，当归6g，白芍30g，荆芥炭10g，蒲黄10g，五灵脂10g，泽兰10g，川楝子10g，益母草15g，苏梗12g，菟丝子20g，续断20g。

服上方3剂后阴道出血已止，腹胀腰酸、头晕欲呕诸证已消失。

按语： 西医认为，人工流产时绒毛自胎膜分离，血窦开放而出血，当胚胎全部剥离排出，阴道出血。邹老认为，病人手术时正值严寒天气，外感寒凉，风冷客于胞宫，损伤冲任之脉，血行不畅，瘀血蓄积，新血不能循经，故恶露淋沥不止，如《诸病源候论》中说："新产而取风凉，皆令风冷搏于血，致使血不宣消，蓄积在内，则血露淋沥不尽。"故治疗上以活血化瘀为主。恶露量多色淡有块是营卫失和之象，因此，方中用荆芥炭、柴胡、苏梗调和疏解。活血化瘀与调和疏解并用，寒邪外解则出血自止。

人工流产后腹痛、闭经

黄某，女，33 岁，1986 年 1 月 3 日初诊。

患者腹痛 5 天。患者于 1985 年 11 月 29 日行人工流产术，术后一直月经未潮，5 天前出现下腹部胀痛，痛时出汗，面色苍白，头晕，舌淡无苔，脉弦滑。西医诊断为人工流产后宫腔粘连。

中医辨证为气血瘀阻胞宫。治以行气活血，化瘀通经。

处方：枳壳 10g，山楂 30g，益母草 30g，丹参 15g，红花 6g，当归 10g，地鳖虫 10g，五灵脂 10g，香附 12g，三棱 10g，葛根 15g，川芎 10g。

服上方 3 剂，结合"扩宫术"，月经来潮，量多色黑，有血块，腹痛逐渐缓解至消失。经过 3 个月经周期的治疗，月经已恢复正常。

按语： 宫腔、宫颈粘连而致的闭经是目前临床常见之病，尤其多见于数次人工流产的年轻妇女。由于人工流产时手术损伤内膜，腹痛按周期反复发作（相当于月经周期），测量基础静息体温呈双相，按中医辨证观点来认识是属于"瘀阻胞宫"。因此，以行气活血化瘀为主要治则，如结合"扩宫术"则疗效比较满意，能使经血按时而下。

人工流产后引起继发性不孕

陈某，女，25 岁，1985 年 11 月 12 日初诊。

患者婚后 2 年未孕。病者 14 岁月经初潮，月经周期 40~50 天，行经 3~5 天，量少，色紫黑，有小血块，有经期小腹疼痛，平时白带量多，黏稠有味。婚前人工流产 2 次，婚后 2 年未孕，配偶身体健康，精液化验正常。妇检：外阴、阴道正常，宫颈轻度糜烂，宫体前位，子宫发育正常。双侧附件增厚，左侧有条索状物，远端有膨大。输卵管通液试验提示，双侧输卵管不通。舌淡无苔，脉弦细。西医诊断为继发性不孕。

中医辨证为肾亏血虚，气滞血瘀。治以化瘀消积（内外并治，同期给药）。

处方：卵泡期用川芎 10g，当归 12g，赤芍 10g，白芍 10g，熟地 15g，桃仁 12g，薏苡仁 30g，皂角刺 10g，延胡索 10g，川楝子 10g，蒲公英 30g，三棱 10g，黄皮核 10g。排卵、黄体期用桃红四物汤加菟丝子、鹿角霜、淫羊藿、香附、柴胡、银花。

月经期开始、卵泡期用药，每日 1 剂，排卵期前停服。排卵期开始，按黄体期用药，每日 1 剂，服至行经。月经干净第 3 日起，输卵管部位做红外线理疗，每日 1 次，连续 10 天。

第一个月用药后月经量增多，有血块排出，腹痛减轻。第二个月月经按期来潮，量稍多，血块减少，腹痛基本消失。继续第三个周期卵泡期用药，以后病者未来复诊。至今年 4 月 26 日病人专程来医院答谢，称已怀孕，A 超检查示早孕波。

按语：本病例属于输卵管炎症引起的不孕，中医认为是肾虚血亏，气滞血瘀。由于气血不足，血海不充，故月经后期，经血量少，排卵黄体期以滋肾养血为主，佐以养血，起到通经络的作用。通过中药治疗能受孕，说明输卵管已通，成熟卵能通过输卵管到达子宫。因此，邹老认为活血化瘀药有助于子宫内膜的周期性更新与炎症的消退，月经来潮时服药，能促进子宫的收缩和内膜的脱落与新生，从而起到消除妇科炎症，改善宫腔内环境，创造新的床面，有益于孕卵着床及子宫内膜修复的作用。

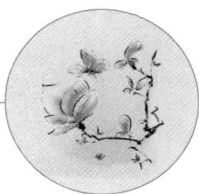

心理疏导

中医学中的心理学

中医学是一个伟大的宝库，是我国人民几千年同疾病做斗争的经验总结，具有独特的理论体系，不论在养生、预防、病因、病理、辨证、治疗等方面都包含了不少医学心理学内容，在今天仍指导着中医的临床治疗，有必要进行整理挖掘并加以提高。

一、保持乐观愉快是长寿的需要

中医学非常重视摄生，即养生，历来认为保持乐观愉快的精神状态是健康长寿之道。早在两千多年前成书的《黄帝内经》中的《素问·上古天真论》就指出："上古之人，春秋皆度百岁，而动作不衰……饮食有节，起居有常，不妄作劳，故能形与神俱，而尽终其天年，度百岁乃去。"又说："虚邪贼风，避之有时，恬惔虚无，真气从之，精神内守，病安从来。"《素问·阴阳应象大论》也指出："乐恬惔之能，从欲快志于虚无之守，故寿命无穷。"要做到"无恚嗔之心"，"内无思想之患"，"以恬愉为务"，只有清除贪欲妄想的思想之患；遇事不恼怒，加强思想修养，提倡精神文明，才能"积精全神"，使人体内的"真气"从顺正常，精神内守而不耗散，就能却病延年。现代许多关于长寿老人的调查资料表明：保持安静乐观，愉快知足，控制自己的情绪，遇事不恼怒，开朗温和，就能延缓衰老，健康长寿。

二、对生理和心理关系的认识

中医学对生理和心理关系的认识也提出了人脑和精神的关系，如《素问·脉要精微论》说："夫精明者，所以视万物，别黑白，审长短。以长为短，以白为黑，如是则精衰矣……头者精明之府，头倾视深，精神将夺矣。"《灵枢·海论》说："脑为髓之海……髓海有余，则轻劲多力，自过其度；髓海不足，则脑转耳鸣，胫酸眩冒，目无所见，懈怠安卧。"明代著名医学家李时珍亦指出："脑为元神之府。"这些论述初步认识了脑神经的作用，举凡耳听、目视、口言等人的精神意识活动是与人脑有密切关系的。需要指出的是，中医学具有独特的理论，认为人的精神意识、情志活动是以五脏精气作为物质基础的。人体的精、气、神三者，神是以精气为基础，精是后天水谷之精微化生的物质，也是人体各种活动的物质基础。气是水谷之气与吸入大气中的真气合并而产生机体一切生理活动功能的主要物质，神是人体一切正常生理活动功能的外在表现。精气的充足与否影响到神的衰盛。精气充足的人，精神状态一定旺盛，反之，神气不旺盛，也是精气不足的表现。这都说明神和形体是不可分割的。人的生命活动存在一天，即有神志活动的表现。如《灵枢·天年》说："百岁，五脏皆虚，神气皆去，形骸独居而终矣。"《素问·移精变气论》说："得神者昌，失神者亡。"这说明"形神合一""形与神俱"。神志是生命活动的征象，举凡一切思维意识及形体活动，目视、耳听、口言等都是神志的表现形式。现代医学也认为，人的最后生命的终结就是大脑的死亡。

中医学认为，情志与五脏功能有一定联系，过度的情志变化可以影响五脏功能，五脏功能的强弱和气血的盛衰也可以表现出情志异常。中医把情志的表现和五脏联系起来，那就是心"在志为喜"，肝"在志为怒"，脾"在志为思"，肺"在志为忧"，肾"在志为恐"。

三、对情志与疾病关系的认识

中医病因学认为，过分的、强烈的、持久的情志刺激可以导致疾病的发生，这称为"内伤七情"。七情就是七种情志的表现，归纳为"喜、怒、忧、思、悲、恐、惊"。

中医学认为，人体内的阴阳要不断保持动态平衡，才会阴精充足，阳气密固，气血平顺，才能健康无病。如果受到过分强烈的情志刺激就可能导致气血逆乱，阴阳失调，从而发生疾病。如《素问·阴阳应象大论》说："喜怒伤气，寒暑伤形，暴怒伤阴，暴喜伤阳……喜怒不节……生乃不固。"《素问·举痛论》又说："百病生于气也，怒则气上，喜则气缓，悲则气消，恐则气下……惊则气乱……思则气结。"情志致病还可以引起脏腑功能紊乱，如《素问·阴阳应象大论》指出，"喜伤心""思伤脾""忧伤肺""恐伤肾""怒伤肝"。在临床上可以见到，大怒过度则气逆冲上，引起肝气上逆，出现头晕、口苦、目赤、胸胁疼痛等肝阳上亢的症状，甚至血不循经而吐血。又如忧虑过度引起脾运不健，出现胃纳不佳、食后腹胀、胸脘痞闷、大便溏泄等脾胃功能障碍的症状。过喜伤心可以引起心阳亢盛，出现喜笑不休、面色红赤、少寐，甚至狂躁不安等症状。过度的恐惧可以引起肾阳不固，出现便尿失禁、妇女闭经不孕等症。总之，情志致病先致气机紊乱，或气逆冲上或气机郁滞或气郁化火或由气及血而导致气滞血瘀。中医还有"五志化火"的说法。

中医学不但认为情志异常可来自外界环境和条件变化，而且还认为内脏功能的强弱和气血的盛衰也会导致情志的异常。如《素问·调经论》说："血有余则怒，不足则恐。""肝气虚则恐，实则怒。心气虚则悲，实则笑不休。"在临床上可以见到"因郁致病"，亦可以见到"因病致郁"者，如甲亢的患者多见烦躁易怒，肾阳不足的患者可见精神萎靡不振、呻吟恐惧，肝经病变的患者可出现情志抑郁、善太息等情志异常的表现。

对于情志异常的辨证，可根据清代著名医学家陈修园指出的"肝怒声呼心喜笑，脾为思念发为歌，肺金忧虑形为哭，肾主呻吟恐亦多"来区别脏腑属性。中医学对情志致病既有用药物治疗的方法，也有运用心理疗法的。药物治疗可根据七情内伤引起五脏及气火的病证进行辨证施治，使五脏功能调和，阴平阳秘，达到治愈的目的。如《素问·至真要大论》说："谨察阴阳所在而调之，以平为期。"

中医学历来重视心理治疗的作用。有运用说理开导式的心理治疗安慰病人，解释疾病的发生和机理，使病人了解自己的病情和要进行的治疗步骤、方法、饮食宜忌，消除病人的思想顾虑，主动与医生配合。中医有"医生为标，病人为本"的说法，只有标本结合，才能有效治好疾病。另外，中医学还运用特殊的"情胜情"的心理治疗方法。如《素问·阴阳应象大论》指出，肝"在志为怒……怒伤肝，悲胜怒"，心"在志为喜……喜伤心，恐胜喜"，脾"在志为思……思伤脾，怒胜思"，肺"在志为忧……忧伤肺，喜胜忧"，肾"在志为恐……恐伤肾……思胜恐"，初步提出了特殊的心理治疗。清代俞震辑著的《古今医案按》一书就有关于"情胜情"式的心理治疗方法的生动记载。

"戴人曰：昔庄称生治一人，以喜乐之极而病者。庄切其脉，为之失声，佯曰吾取药去，数日更不来。病者悲泣，辞其亲友曰：吾不久矣。未几而愈。"这是恐胜喜的案例。

"项关令之妻，病怒，不欲食，常号叫呼骂，欲杀左右，恶言不辍，众医处药，半载无功。戴人视之曰：此难以药治。乃使二妇人各涂丹粉，作伶人状，其妇大笑。次日又作角抵，又大笑，复于其傍，常以两个能食之妇，夸其食美。此妇亦索一尝之。不数日，怒减食增而瘥。"

"徐书记有室女，病似劳，医僧法靖诊曰：二寸微伏，是忧思致病，请示病因。徐曰：女子梦吞蛇，渐成此病。靖谓：有蛇在腹，用药专下小蛇。其疾遂愈。靖密言：非蛇病也，因梦蛇过忧成疾，当治意而不治病耳。"

"卫德新之妻，旅中宿于楼上。夜值盗劫烧舍，惊堕床下，自后每闻响声，则惊倒不知人，家人辈蹑足而行，莫敢冒触以声，岁余不痊。医作心病治之，人参、珍珠及定志丸皆无效。戴人见而断之曰：惊为阳……胆者，敢也，惊怕则胆伤矣。乃命二侍女执其两手于高椅之上，当面前下置一小几。戴人曰：当视此。一木猛击之，其妇大惊。戴人曰：我以木击几，何心惊乎。伺少定击之，惊少缓，又斯须，连击三五次，又以杖击门，又暗使人击背后之窗，徐徐惊定而笑。曰：何治法？戴人曰:《内经》云惊者平之，平者常也，平常见之，心无惊。是夜使人击其门窗，自夕达曙，寝息如故……从此遂愈。"

这些案例都说明，中医学很早就采用特殊的心理和行为疗法治疗情志性疾病。

中医诊病中的心理疏导

中医诊病靠的是辨证论治，欲获得较可靠的第一手资料，不仅要笑迎病人，更重要的是要视病人为朋友，运用自己丰富的学识、真诚的态度和科学的方法，满足他们的心理需要。如此病人才愿把内心的隐患说出来，否则病人看不到医生的诚心，诉说症状就会有误或不全面，当然辨证就会偏谬，也就难取得满意的疗效。

临床中，以"严肃、亲切、畅言、守密"为宗旨，医治病人首重心理疏导，辨证和辨病相结合，指导与咨询相结合，便会收到良好的效果。

首先，病人从自愿选择中医诊病到求医，是心理获得满足的第一步，尤其是求治于有名的中医或熟悉的中医，心理由消极转变为积极，增加了治愈的希望。所以医生要礼貌待患，态度和蔼，诊病要严肃认真，服装整洁，仪表端庄，举止稳重，高度同情病人，从容诊治疾病的神态会给病人一种信任感。医生从接触病人，询问病史开始，如肯留心，往往相对斯须就对病人此时的情感表现有一个第一印象，如发现有不利于问诊的情况，就必须像《医门法律》中说的那样，"宜委曲开导，如对君父，未可飘然自外也"，即根据实际情况予以说明、解释、鼓励，提高其认识，消除其误会，打通其思想，改善其心情，使病人能如实反映病情。医生遵循"心病还要心药"的原理，对症下"药"，帮助病人建立战胜疾病的信心，解除疑虑，驱散悲观、萎靡、忧愁。总之，医生在病人的心里起到"权威"作用，病人相信医生完全有能力治好自己，而达到无忧无愁的心境，再加上中药的辨证治疗，可收到"四两拨千斤"之效果。实谓"参茸男宝，不如心理疏导效好；六味龟苓，没有心理疏导不行"。

◉ **病案举例**

阳痿

张某，男，农民，1987年6月初诊。

患者诉1年前施男性节育术，尔后出现阳痿，曾服用龟龄集、三鞭丸等，效果均不显著，又到多处医院泌尿外科检查，无异常所见，西医诊断为功能性阳痿。在诊病中得知，患者术前就对结扎术认识不足，认为节育手术可致"阳痿不举"，并且认定给他做手术的医生是位实习医师，因而缺乏良好的心理准备，故在手术过程中医患不太合作。加上这位"青年医生"态度欠和蔼，手术时间比其他病人长了一点，术后患者和其爱人议论，断定手术没做好，会影响夫妻生活，十分担心，结果出现阳痿。

此案意同"杯弓蛇影"，因疑虑而致病。用心理疏导方法，耐心向病人说明致病的原因，解释其提出的问题，以减轻其心理压力。并向其爱人说明情况，鼓励他们相互体谅合作，嘱其安慰男方，改善其情绪，增强战胜疾病的信心。中药方面予金匮肾气丸常规服用。

复诊时病情有所好转，经过2个月的治疗完全达到阳兴病愈。

不孕症

周某，女，26岁，无业，1985年11月初诊。

患者结婚2年未孕来诊，男方精液常规检查无异常所见，性功能良好。女方双侧输卵管通畅，基础体温呈双相，月经周期先后无定，经量时多时少。初诊时夫妻同来，女方面色稍青白，情绪抑郁，诉说病情有难以启齿之感。先按月经不调治疗，予疏肝解郁调经法。复诊时约女方单独询问病史，认为此病宜委曲开导，使病人如实反映病情。因患者婚前曾大月份引产，男方不知道，结婚后经常想这件事，既害怕这件事被男方知道，又害怕因引产导致不孕，心情极为矛盾，经常心情抑郁，夜寐不宁，月经不调，结果同居2年未孕。

此病例为忧郁致病，遵循"心病还要心药"的原理，用心理疏导法，态度和蔼，消除其误会，改善其心情，为其守密，耐心解释，向病人说明夫妻二人都具备生育能力。回答患者提出的问题，以减轻其心理压力，鼓励她坚持治疗。中药方面按月经不调给予治疗。

经过6个月的治疗，患者停经，尿液妊娠试验阳性，B超检查为早孕。

心理因素与妇科疾病的关系

医学心理学认为，情感变化不仅是外界刺激引起的心身反应，也是很重要的致病因素。心理障碍是妇科疾患发病的重要原因之一，中医学很早就重视妇人的心理状况与疾病的关系。《医宗金鉴》指出："（妇人）病多忧忿郁伤情，血之行止与顺逆，皆由一气率而行。"《女科经纶》说："妇人以血为海……每多忧思分怒郁气居多……忧思过度则气结，气结则血结……忿怒过度则气逆，气逆则血亦逆，气血结逆于脏腑经络，而经于是乎不调乎。"明确论述了妇女发病多为心理因素、情况刺激而致，且有些患者又羞于启齿，讳疾忌医，而往往延误了病情，因此医者必须懂得心理学。现以心理障碍与妇科经、带、胎、产的关系做一初步探讨。

一、心理与月经

中医学第一部经典著作《黄帝内经》就有关于心理与月经的论述，《素问·阴阳别论》的"二阳之病发生脾，有不得隐曲，女子不月……"《素问·评热病论》的"心气不得下通，故月事不来也"，说明了心理失衡可导致妇女月经紊乱。

临床上常见未婚女子因学习紧张或考学失败，或其他情感刺激而出现经闭或月经不调。根据天津某医院 100 例未婚女子月经病分析，因心、肺、肝、肾疾患或贫血所致月经病仅占32%，心理因素致月经病占68%。而心理障碍方面以考试失败占13%，生活逆境、工作挫折占26%，失恋、寄托中断占28%。可知情感刺激在月经病的发病原因中占有重要的比重。

治疗上，明代薛己强调指出："心脾平和，则经候如常，苟或七情内伤，则月经不调矣。"万密斋也指出："因气郁血闭不行者，用开郁二陈汤。"陈自明《妇人大全良方》说"忧愁思虑则伤心，而血逆竭，神色先散，月水先闭"，治疗上只要"自能改易心志"，再能"用药扶持"，庶可痊愈。这些引证说明了月经病发病时的心理反常状态，而且提出了药物疗法与心理疗法的关系。

二、心理与带下

带下是中医妇科四症之一，早在《内经》中就有关于带下的论述，从病因、病机及施治方面都有详细的内容。中医认为心理障碍对本病影响很大。《沈氏女科辑要笺正》说："所思不遂，龙相之火因而外越，是即亢火疏泄太过之带下。"明代张景岳《妇人规》说："带下有因肝经怒火下流者。"《傅青主女科》中指出："凡脾气之虚，肝气之郁，皆能致之。"指出了除脾虚肾虚湿毒之外，心理因素也能导致带下。在临床上治疗带下以健脾、升阳、除湿为主，还有疏肝解郁配合心理治疗的综合疗法，如《通俗妇科学》中指出："带下宜首禁房事，使阴部常保洁净，身体宜勤洗濯，以除陈段之浊气，饮食起居宜加注意，勿食辛辣之物，操心劳力之事尤其切戒，如是一年半载，病自渐愈矣。"古代医家对带下的禁忌论述得如此详尽,对后人进行中医妇科心理研究有着指导意义。

三、心理与胎教

"胎教"也属妊娠期心理卫生的范畴,是当代医学心理学重要内容之一。"胎教"始见于我国周朝,周妃后妊成王于身就有文字记载:"立不破,坐而不差,笑而不喧,独处不倨,虽怒不骂,胎教之谓也。"

孕妇的情绪状态对胎儿的发育起很大作用,情绪波动直接影响孕妇及胎儿心身健康,往往在妊娠期和分娩期引起合并症。由于焦虑万分,引起早产、流产,产程过长,胎儿也可发生不必要的胎动,出生后可能有多动、易哭闹,影响喂奶与睡眠。《便产须知》中指出:"心有大惊,犯之难产,子心癫痫。"《叶氏竹林女科》说:"宁静即是胎教……欲生女子者,必须先养其气,气得其养,则生子性情和顺,无乖戾之习。所谓和气致祥,无不由胎教得之。"从心理学角度来探讨,为了使人类在幼儿时期受到早期教育,必须在胎儿神经系统发育形成的最初阶段开始,因此孕妇必须注意心理卫生,即情志要调和,饮食起居有节。适宜,节制淫欲,言行端正。为了促进儿童的智力发展,使国家多出人才、早出人才,必须重视孕妇心理与胎教。

四、心理与产后

妇女产后气血消耗,古人常以"百脉空虚"为本期的生理特点,由于气血的损伤,容易出现血瘀,情绪不稳定,心理状态易波动,这时如不注意心理卫生,易产生心身疾患。在波动的心理状态下，易怒、易惊、易悲、易恐、好思等心理活动必然会出现，所以产后诸症的发生都受到心理因素的影响，如产后缺乳是临床上最常见的。《儒门事亲》指出："或因啼哭悲怒郁结，气溢闭塞，以致乳脉不行。"《医宗金鉴》说："产后乳汁不行，因瘀血停留，气脉壅滞者，其乳必胀痛，宜用涌泉散。"中医学妇科专著中称此症为"乳汁不足"，亦称"缺乳"，病因不外乎是肝郁气滞，气血虚弱，肝郁气滞所致的缺乳从心理学来讲就是"情绪波动"导致心理失衡而形成。中医认为肝为藏血之脏，气为血冲，气行则血行，气滞则血凝，肝郁气滞必然影响气血的运行，肝血郁滞不能上升化乳便出现缺乳。如一初产病妇，产后七日乳汁点滴稀少，两乳胀痛。为乳少求医，在诊治过程中追查病始，因生男婴心中大悦，而其夫在外地工作，多次电报尚未归，心中忧烦又不敢明言讲出，几日来不得隐曲，偷偷哭泣，乳汁量少欲无。观患者面色淡灰，精神抑郁，心烦胸闷嗳气，食少乳胀，舌白苔腻，脉弱不畅。此由产后冲任损伤，气血不足，更由于爱人不在身边情绪波动较大，导致气滞肝郁，心理失衡而少乳。邹老采用涌泉散治疗的同时，又以情绪疗法治病，以情胜情，采用"喜胜悲"的心理疗法，其爱人也返家，从而使患者心情愉悦，达到心理平衡，三日后乳汁见增，渐能满足其婴儿所需，母子俱安。

总之，妇人心理障碍是造成妇科诸症的主要原因之一，孙思邈《备急千金要方》中指出："女子嗜欲多于丈夫，感病倍于男子，加以慈恋爱憎，嫉妒忧患，染有坚牢，情不自抑。"张景岳也认为，妇人病之所以难治，是因为女人幽居多郁，情怀不畅，或生性多愁善感，性格多疑，或有难言之病症等。这些引证对妇人的心理特点与妇科诸症的关系做了较全面的论述，认为过于强烈持久、突然的精神刺激即内伤七情，皆可影响气机紊乱，喜则气缓，悲则气消，惊则气乱，恐则气下。妇人经、带、胎、产无不与血有关，气病及血，气滞则血瘀，气逆则血乱，随之发生病变。而内脏有病，亦可表现出精神情绪的改变，所以疾病与情绪是互为因果的。临床上既要正确辨治又要适当配合劝说、开导等心理治疗或"移情易性"的意疗方法，或顺情从欲，创造条件尽力满足其所求，或改善其所处的环境，或消除其多疑、误解，这样才可得心应手，效如桴鼓，才能使中医心理学在妇科领域中发挥其特殊作用。

流产的精神因素

流产的原因很多，精神因素是其主要原因之一。中医学将人们的精神活动，情志变化归纳为"七情"，即喜、怒、忧、思、悲、恐、惊，七情失宜便会诱发功能上以至器质上的病变。如有一病妇，平素有点"神经质"，很注意自己的身体情况，当怀第一胎时，由于初孕不知道，有一天腹痛较剧，经检查，大便化验蛔虫卵（＋），即服驱虫药，后知自身有孕，怕用了驱虫药对胎儿有影响，就行刮宫术，术后身体很好，无不舒服。第二次怀孕后她精神紧张，顾虑之前行了刮宫术，对胎儿发育可能会不利，因此每次排尿完总要用卫生纸察看有无出血，在家里天天如此害怕，也不去医院检查，就这样在无其他明显诱因的情况下，胎儿坠落了，真是"闭者生思，思则气结，而致五脉不调，则生病也"。这说明了精神作用对整个身体的影响是很重要的。《内经》说："喜则气缓，悲则气消，恐则气下，惊则气乱，怒则气上，思则气结。""心怵惕思虑则伤神，脾忧愁而不解则伤意，肝悲哀动中则伤魂，肺喜乐无极则伤魄，肾盛怒而不止则伤志。"历代医家都把七情失宜列为流产的原因。其中尤以"大怒""忧郁""惊恐"等影响最大。

在需要保胎的孕妇中，精神上大多是"恐"和"思"两类因素。因此，临床上根据"怒胜思""思胜恐"的原理，对不同的病因、年龄、家庭条件的早孕病人进行不同的心理治疗。

思类：思则气结，指脾气郁结。《内经》说："怵惕思虑则伤神，神伤则恐惧自失。"思是集中精神考虑问题的表现，思虑过度则导致恐惧自失。一些家庭条件较优越，有较高的文化素养的患者，思维活动较广，对下一代的成长发育很重视，她们希望能生出一个"神童"。如有一初产孕妇，停经69天，呕恶食少，就诊时面色欠荣，精神紧张，一手紧托小腹，另一手搭在其夫肩上，行走不敢抬腿，时感小腹不舒，尿后阴道漏红少许，孕妇及家属均十分紧张，曾多次询问漏红后保下的胎儿智力是否正常，担心生下"痴呆儿"。针对这种情况，除了给予必要的保胎治疗外，应向病人介绍关于胎儿在母体内十个月发育成长的大体过程，并举实例（同类病例的子女近况）及有关胎教的常识，如让孕妇听听抒情的乐曲，以利于胎儿心跳频率与胎动的改变及智力的发育，这样丰富孕妇的生活内容。

恐类：恐则气下，指精气下陷。恐惧过度则耗伤肾气，使精气下陷不能上升。恐就是恐惧之意，是企图摆脱、逃避认为会造成威胁或危险的事物的情绪，也是一种精神极度紧张所引起的胆怯表现。这种心理状态多见于病程长，有两次以上流产病史的患者，当她们发现自己身已有孕时，就思想紧张，面部表情十分恐惧。有一患者流产三次，第四次怀孕（停经60天）后，面部表情紧张，目光呆滞，面色㿠白，呕恶食少，无腹痛，无阴道流血。因其爱人在外地工作，家中缺乏人手，生活护理不调，精神上得不到安慰，病人情绪恐惧，害怕再次流产，怀疑自己有病影响胎儿发育而屡次滑胎。对这类病人除了必要的安胎治疗和卧床休息外，重点还是要进行思想开导，鼓励和安慰，并讲解有关医学知识和注意事项，如中医学中述及恐伤肾则气下，肾气不固，不能固摄冲任二脉而滑胎。在怀孕期间，孕妇应该心情舒畅开朗，这样有利于胎儿的正常发育成长。医生要充分调动病人的主观能动性，帮助其树立起战胜疾病的信心，解除其思想顾虑和恐惧的心理状态，使病人安心养病，配合治疗。经过一段时间的安胎治疗，上述孕妇胎保下来了，终于产下一个七斤重的男婴。

　　虽然流产的原因是多方面的，但心理治疗在保胎过程中是一项不可缺少的工作，它对病情的变化和转归起着很重要的作用。对这类患者，由于她们思维广泛，考虑问题过于"慎重"，对一些无关紧要的事也得三思而行，因此必须采取各种方法分散她们的注意力，如听听音乐，看看书报或做些力所能及之事，消除思虑之心，以达到治疗的目的。